临床血液病中西医诊疗手册

主编　曾英坚　刘　凡　吴　敏

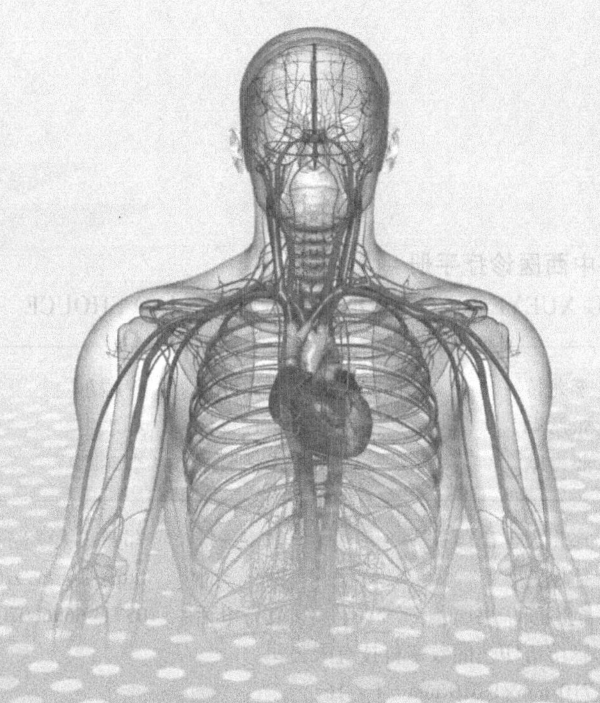

郑州大学出版社

图书在版编目(CIP)数据

临床血液病中西医诊疗手册 / 曾英坚，刘凡，吴敏主编. — 郑州：郑州大学出版社，2022.4(2024.6 重印)
ISBN 978-7-5645-8605-8

Ⅰ. ①临… Ⅱ. ①曾…②刘…③吴… Ⅲ. ①血液病－中西医结合疗法－手册 Ⅳ. ①R550.5-62

中国版本图书馆 CIP 数据核字(2022)第 055022 号

临床血液病中西医诊疗手册
LINCHUANG XUEYE BING ZHONGXIYI ZHENLIAO SHOUCE

策划编辑	李龙传	封面设计	曾耀东
责任编辑	张彦勤	版式设计	苏永生
责任校对	薛 晗	责任监制	李瑞卿
出版发行	郑州大学出版社	地 址	郑州市大学路 40 号(450052)
出 版 人	孙保营	网 址	http://www.zzup.cn
经 销	全国新华书店	发行电话	0371-66966070
印 刷	廊坊市印艺阁数字科技有限公司		
开 本	710 mm×1 010 mm 1 / 16		
印 张	13.75	字 数	220 千字
版 次	2022 年 4 月第 1 版	印 次	2024 年 6 月第 2 次印刷
书 号	ISBN 978-7-5645-8605-8	定 价	68.00 元

本书如有印装质量问题，请与本社联系调换。

作 者 名 单

主　编　曾英坚　刘　凡　吴　敏

副主编　张大玲　张　欢　彭国蕊

编　委　袁秋全　吴欣平　周　露

前　言

现代社会的进步给人类带来了诸多益处，但是精神压力加重、环境污染增加及药物的滥用等也带来了许多疾病。其中，血液与造血系统疾病受上述影响最为明显，且随着科学的发展以及诊断技术的提高，其发病率日趋上升，有些血液和造血系统疾病，如急性白血病、恶性淋巴瘤等已严重危害人类健康。

随着现代科学技术的发展，尤其是免疫学、细胞生物学、分子生物学等技术在血液学领域的应用，使得不少血液病的病因、发病原理及治疗研究取得长足进展。但目前很多治疗方法毒副作用大，价格昂贵，治疗环境等要求条件高，使一些治疗方法和手段应用受到限制。中药治疗血液病疗效确切、副作用少，使用西药过程中同时服用中药即中西医综合治疗血液病，能够扬长避短，使西药的副作用所引起的症状得到显著改善，而且疗效持久。

本书共六章，主要介绍了血液系统疾病的诊断、治疗和研究现状，对各类血液疾病进行了介绍。本书还阐述了血液病的中医治疗和中西医结合治疗的研究进展等，为从事血液疾病研究及治疗的临床和研究人员提供了重要的参考资料。

血液病领域研究发展迅速，我们所掌握的知识有限，本书的内容中可能会有疏漏之处，希望广大读者予以批评指正。

作　者

目　录

第一章 血液疾病概述

第一节 血液疾病的临床特点

一、中医血液病的临床特点

凡由多种原因引起火热熏灼或气虚不摄，致使血液不循常道，或上溢于口鼻诸窍，或下泄于前后二阴，或渗出于肌肤所形成的疾患，统称为血证。也就是说，非生理性的出血性疾患，称为血证。在古代医籍中，亦称为血病或失血。西医学的血液病主要包括红细胞疾病、白细胞疾病、出血性疾病及其他血液疾病。这些病是中医“血证”的一部分。

血证是涉及多个脏腑组织，而临床上又极为常见的一类病证。它既可以单独出现，又常见于其他病证的过程中。中医学对血证具有系统而有特色的理论认识，积累了丰富的临床经验，形成了许多有效的治疗方药，对多种血证尤其是轻中度的出血，大多能获得良好的疗效。

情志过极、饮食所伤、劳倦过度等多种病因均会导致血证。基本病机可以归纳为火热熏灼及气虚不摄两大类。火热中有实火、虚火之分；气虚中有气虚和气损及阳之别。

治疗血证应主要掌握治火、治气、治血3个基本原则。实火当清热泻火,虚火当滋阴降火;实证当清气降气,虚证当补气益气。各种血证均应酌情配伍凉血止血、收敛止血或活血止血的方药。

二、西医血液病的临床特点

1. 常见的一般临床表现

血液病的临床表现通常以受累血细胞或血浆成分的功能障碍所引起的症状和体征为主。一般情况下,若见出血倾向,反复感染,经常发热,肝、脾、淋巴结肿大,组织缺氧,皮肤黏膜苍白等征象同时出现,即可提示血液病或高度怀疑血液病。

2. 常见的非典型性表现

由于多数血液病受累的血细胞或血浆成分较为局限,所导致的功能障碍亦相对有限。故其临床表现往往缺乏特异性,如出血倾向、反复感染。经常发热、肝脾淋巴结肿大等表现也可见于许多血液病之外的疾病。因此,掌握血液病临床表现的细微特征,熟悉临床诊断与鉴别诊断的要点,应是临床专科医生确诊血液病的基本技能。

(1)贫血证候群:是指各种原因引起的红细胞总容量和红细胞递氧能力下降。贫血不一定是原发血液病,血液病也不一定有贫血。主要临床表现包括头晕、心慌、气促、胸闷、乏力、苍白等。

(2)出血倾向:血液病异常出血在于自发性、多发性出血,与引发出血的原因不相称。任何不易控制的出血均须做血液学检查和血液病相鉴别。眼底出血和舌的血疱(紫黑色)常提示有颅内出血的危险。

(3)发热与感染:原因不明的不规则发热常提示血液病,感染常伴存于血液病中,如口腔感染、坏死性咽峡炎常见于粒细胞缺乏。周期性高热是霍奇金淋巴瘤的典型症状之一。

(4)组织和器官的增生与浸润:肝、脾、淋巴结肿大,胸骨压痛、叩痛，骨、关节痛甚或畸形，体表肿块等均可以是血液病尤其是恶性血液病的特征，其中胸骨压痛、叩痛具有重要的指征意义。

(5)溶血及其他：轻、中度黄疸，酱油色尿是溶血的表现。血管内溶血，测定游离的血红蛋白浓度>40 mg/dL，血红蛋白尿，尿常规提示隐血试验阳性，尿蛋白阳性，红细胞阴性。血管外溶血，溶血伴有黄疸称溶血性黄疸，以游离胆红素增高为主，结合胆红素少于总胆红素的15%，尿常规提示尿胆原增多，呈强阳性，而胆红素阴性。另外可有脾大，血象网织红细胞增多、红细胞碎片增多、不成熟红细胞增多。血红蛋白动态下降。

(6)其他：血小板下降伴发热的患者不要急于输血，先判断血容量不足的原因。

3. 特殊实验诊断常为确诊依据

由于血液病的临床表现特异性不强，常呈非典型化的症状与体征，故单凭临床医生的物理诊断方法和经验，多数情况下是无法确立诊断的。因此，血液病的诊断一般都需要特殊的实验检查结果予以支持，即特殊实验诊断结论往往是临床血液病的确诊依据。如多种遗传性红细胞酶缺陷和血红蛋白病只有经特殊实验检查才能被发现。但是也不能完全否定临床医生的作用。长期临床实践所积累的诊疗经验和理论知识，则是医生发现血液病的线索和确定诊查方向的重要基础。确定正确的诊查方向，选择合理的检查内容和项目，不仅体现医生自身业务技术水平，避免陷入盲目排查的状态，而且还能缩短确诊的时间，减轻患者的痛苦及经济负担。

4. 重视原发性和继发性血液病的鉴别

就发病率而言，临床所见的原发性血液病要少于继发性血液病，如从周围血象来看，几乎所有的疾病都有可能对血液产生影响，使之发生改变；再如有些疾病可以引起继发性顽固性贫血，有的还可能引起继发性类白血病反应等。这就要求专科临床医生必须积累原发性血液病及继发性血液病的诊断与鉴别诊断的经验，掌握相关知识和技能,拓宽知识面,善于思考与分析问题,尽量避免误诊和漏诊。

第二节　血液疾病的中医治则治法

血液病的中医药治疗与其他内科杂病一样也必须遵循中医理论指导下的治疗原则和治疗方法,但因血液病有贫血、出血、感染等特殊证候,尤其是造血系统恶性肿瘤具有浸润、积块等特点,而且大多数疾病致病因素复杂、病情来势迅猛、临床证候多变、涉及范围较广,因而又有其特殊的治疗方法。

一、治疗原则

治则,就是治疗疾病所必须遵循的原则,它是在整体观念和辨证施治的基本精神指导下制定的治疗法则,对临床选择具体治疗立法、处方、用药具有重要的指导作用。

(一)治标与治本

标与本是一个相对的概念,其含义是多方面的。本是指疾病的主要矛盾,或矛盾的主要方面;标是疾病的次要矛盾,或矛盾的次要方面。因此,在治疗疾病时必须找出疾病的本质,针对病因抓住主要矛盾治疗,解决了病的"本","标"也就随之而消失。这是辨证施治的一个基本原则,《素问·阴阳应象大论》所说的"治病求本"就是这个道理。《素问·标本病传论》说:"故知逆与从,正行无问。知标本者,万举万当;不知标本,是谓妄行。"这说明治病掌握标本的重要性。

1. 治本

治本是根据"缓则治其本"这一要求施治的原则,也就是从疾病的病因、病位及病机进行治疗。例如慢性再生障碍性贫血,常表现为心悸气短、头晕、乏力、面色㿠白、皮肤紫癜等血虚、出血证候，就其本质来说，其病位在骨髓，病机为脾肾虚损，尤其是肾虚，因而治疗再生障碍性贫血，一般应予健脾补肾，特别要给予补肾治疗。

2. 治标

治标是根据“急则治其标”这一要求提出的原则。这一治则是指标病危急，不治其标将危及患者的生命，或影响“本”的治疗，为了救急必须先治其标。例如，当出现大量出血、高热、小便不通、严重疼痛、大汗亡津等症状（标）时，必须先治标，后治本。“标而本之”，并不排除治本的重要性，“急则治其标”也是“治病必求于本”的必要环节。例如急性白血病患者出现严重的出血或高热，则必须遵循“急则治其标”的原则，迅速采用清热凉血及清热解毒的方法进行治疗，待出血停止，高热消退再宜治其“本”。

3. 标本兼治

若病证在标本并重的情况下，单纯治标，往往本不除，仅仅治本，标病亦不解，此时，必须标本兼治才能取得良好疗效。例如，素体气虚为本，复感外邪为标，对于这种本虚标实的气虚外感证，若单解其表则更易伤气；单益其气则表邪不除，故应标本兼治，用益气解表之法。标本兼治并非不分主次、平均对待，而是根据临床证候的具体情况对标本治疗有所侧重。例如慢性再生障碍性贫血，脾肾亏虚为其本，面色白、头晕、心悸等血虚证为其标。治疗当以健脾补肾治本为主，兼以补气养血治其标，即所谓“本而标之”。如再出现大出血或高热时，治疗当以治标为主，兼以治本，即所谓“标而本之”之法。

（二）扶正与祛邪

疾病的过程是人体的正气与致病邪气之间相互斗争的过程。正胜邪退，病情逐渐好转向愈，邪盛正衰，病情则会逐渐恶化。治病的关键就要扶助正气，祛除邪气，使疾病痊愈。“扶正”与“祛邪”是两种不同的治疗法则，但两者是辨证的统一，是相辅相成的两个方面。扶正是为了祛邪，即所谓“正足邪自祛”；祛邪是为了扶正，消除致病因素对正气的损害，即所谓“邪去正自安”。在具体运用中，要注意“扶正不致留邪”“祛邪不致伤正”，扶正与祛邪必须分清主次才能运用恰当。

1. 扶正为主

扶正为主适用于正虚邪不盛，以正虚为主要矛盾的病证。薛立斋说：“补正以祛邪，方为之要法。”因扶正即可祛邪。临床可根据患者的具体情况，分别运用益气、养血、滋阴、助阳等方法。常用的各种补益法均属于扶正治则，例如缺铁性贫血采用健脾益气法为主治疗。

2. 祛邪为主

祛邪为主适用于邪气较盛，正气未衰，或虽有正虚而以邪实为主要矛盾的证候。邪气不去，更伤正气，祛邪即可以扶正。张子和说：“邪不先去，补正亦无益也。”临床上所用之汗、吐、下、清之法均属于祛邪之法。例如贫血患者复感风热之邪，出现咳嗽、发热、咽痛等症，宜先采用银翘散以祛风热之邪而后再治贫血。

3. 先扶正后祛邪

先扶正后祛邪适用于正虚邪不盛，或正虚邪盛以正虚为主的患者。此时，若先以祛邪，反而更损伤正气，故应先扶正，增强正气后再行祛邪。例如恶性淋巴瘤后期，正气已虚，不堪攻伐，必须先扶其正气，待正气适当恢复，然后再施以消积散结之法并佐以扶正，才不致因祛邪而损伤正气。

4. 先祛邪后扶正

先祛邪后扶正适用于邪气甚盛，亟待祛邪，正气虽虚尚可攻伐的病证。患者邪盛正虚，以邪气盛为主要矛盾，先扶正反而固邪，必须先祛邪然后扶助正气。例如慢性再生障碍性贫血患者复感外邪出现高热症状，虽其正虚存在，也应先行清热解毒以祛邪，待体温正常后再进行补虚治疗。

5. 扶正祛邪兼施

扶正祛邪兼施适用于正虚邪实病证，若单用扶正往往容易留邪，仅用祛邪也易伤正，因此祛邪与扶正必须同时并用。但扶正祛邪兼施也不是攻补各半，而是要详审病机，如果以正虚为主者，则宜扶正为主兼顾祛邪。反之，以邪实为主者，则宜祛邪为主兼顾扶正。扶正祛邪兼施治则在血液病治疗中较为常用。例如治疗气阴两虚型及气血双亏型白血病，常在补虚的同时给予祛邪的清热解毒之品。

（三）调整阴阳

疾病的发生，从根本上说即是人体阴阳的相对平衡遭到破坏，出现阴阳偏盛偏衰的变化，引起人体虚实寒热的不同病理改变。因此，治疗疾病就是调整阴阳，补偏救弊，使阴阳重新恢复到相对平衡状态。

1. 损其偏盛

损其偏盛主要是对于阴阳偏盛，即阴或阳的一方过盛有余的病证，临床即可采用损其有余的方法治之。“阳盛则热”“阴盛则寒”，所谓“盛”是指邪气盛。阴阳偏盛可引起实寒证及实热证，治疗当用“实者泻之”的方法“损其有余”。故阳热偏亢者应清泄阳热，“治热以寒”，用“热者寒之”的方法治疗，例如急性白血病热毒炽盛型并发出血时，常用清热凉血之法；阴寒偏盛者，当温散阴寒，“治寒以热”，以“寒者热之”的方法治疗，例如再生障碍性贫血感受寒邪时，常用温散寒邪之方法治疗。

2. 补其偏衰

补其偏衰是对于阴阳偏衰，即阴或阳的一方虚损不足的病证，如阴虚、阳虚或阴阳两虚等，采用补其不足的方法治之。“阴虚则热”“阳虚则寒”，此时要采用“阳病治阴，阴病治阳”的治疗原则。

（1）滋阴以制阳：虚热的原因在于阴虚，所以治疗阴虚之热当“滋阴以制阳”，也就是用“滋阴清热”“滋阴降火”等法。即所谓

"壮水之主，以制阳光"。例如血小板减少性紫癜属阴虚型，常用滋阴清热、凉血止血之法治疗。

(2)补阳以制阴：虚寒的原因，在于阳虚不足以温煦，故治疗阳虚之寒当"补阳以制阴"，使阳气恢复，即所谓"益火之源，以消阴翳"。例如白细胞减少症的脾肾阳虚型，常用温补脾肾之法治疗，即取"益火之源"之意。

(3)阴中求阳、阳中求阴：阴根于阳，阳根于阴，阴虚可致阳虚，阳虚也可致阴虚。临证治疗阴虚证时，在补阴剂中适当佐以补阳药，此谓"阳中求阴"；治疗阳虚证时，在助阳剂中适当佐以补阴药，谓之"阴中求阳"。所谓"阳得阴助而生化无穷，阴得阳升而泉源不竭"。如临床治疗各种贫血的血虚证时，在补血剂中应当佐以补气药；在治疗因气虚而致的各种出血证时，在补气剂中也常常佐以补血药。

(4)阴阳双补：病属阴阳两虚证候，治疗时既要补阴，又需补阳，采用"阴阳双补"之法。临床上常用的肾气丸、十全大补丸、八珍汤等均为阴阳气血双补剂。例如再生障碍性贫血的阴阳两虚型，即用"阴阳双补"之法治疗。

二、常用治法

辨证立法，以法定方是中医辨证论治中理、法、方、药四大环节的重要一环；法随证立，方由法出。一定的治疗方法适用于一定的证候，方药对证全凭立法准确，故治法是处方用药的依据。血液病有其独自的临床特点，与内科疾病的治疗大法也不完全相同，这里就血液病常用的治疗大法简述如下。

(一)清法

清法就是用寒凉泄热的药物治疗热证的方法，又称清热法。适用于除外感表证(用辛凉解表)以外的各种热证，如外感六淫入里化热，温病热在气分、营分、血分、五志化火、脏腑内热、阴虚内热、痈疽疮疡等皆可用清法。血液病患者由于邪毒内发,或外感邪毒,或其他原因引起的内伤发热、外感发热、全身发热,或局部感染等亦可用清法。清法能退热,但热有虚实之分,外感之热多为实邪,治宜清泻实热;内伤之热多为阴亏,治宜滋阴清热。

1. 清热生津

清热生津适用于外感温热病。热在气分,症见壮热烦渴,脉洪大等,治以清热药为主,佐以养阴药,常用方如白虎汤之类。如正气虚弱或汗多伤津,则宜用白虎加人参汤。温病后期,余热未尽,津液已伤,胃气未复,又宜用竹叶石膏汤之类,如白血病热毒炽盛型,热在气分亦多用白虎加人参汤加减。

2. 清热凉血

清热凉血适用于外感热病的热盛期。热在营分,症见壮热神昏,烦躁不宁,舌质红绛,治用清营汤;若热在血分,症见谵语发狂,咯血、衄血,则用犀角地黄汤加减;血热发斑,用化斑汤等。清热凉血法在急性白血病热毒炽盛型的不同阶段皆可用之。

3. 清热泻火

清热泻火适用于五志化火,火热内盛证。如心火亢盛用大黄泻心汤,或用导赤散泻心火兼清小肠;肝胆火旺用龙胆泻肝汤;胃火炽盛用清胃散;肺热咳嗽用泻白散;肾虚火旺用知柏地黄汤。

4. 滋阴清热

滋阴清热适用于阴虚潮热、五心烦热的阴虚火旺证。如心阴不足、肝阴亏虚、肾阴虚损、肺虚咳嗽及热病后期津液耗伤等病证,如慢性再生障碍性贫血的阴虚型症见热象者。常用方药为青蒿鳖甲汤、秦艽鳖甲散之类。

(二)温法

温法为用温热药祛寒助阳治疗里寒证的方法。适用于表寒证(当辛温解表)之外的一切里寒证。《医学心悟》云:“温者,温其中也,脏受寒侵,必须温剂。经云:寒者热之是也。”

1. 温中散寒

温中散寒是用温脾胃、祛寒邪的药物治疗脾胃虚寒证的方法。适用于腹胀便溏,不欲饮食,肢冷倦怠的脾胃虚寒证,或肚腹冷痛下利的寒伤脾胃证。方用理中汤、吴茱萸汤之类。

2. 回阳救逆

回阳救逆是用助阳、回阳药治疗阳虚欲脱证。适用于阴寒内盛,或阳气暴脱的亡阳证。常用方剂为四逆汤、参附汤、回阳救急汤之类。

3. 温经散寒

温经散寒是用温经祛寒药治疗寒滞经络证的方法。适用于寒邪阻滞经络,肌肉关节冷痛酸楚的寒痹证。血液病中巨幼细胞贫血引起的肢体疼痛,多发性骨髓瘤骨骼冷痛等症亦可用温经散寒法治疗。常用方剂为当归四逆汤、乌头汤之类。在用温法时应注意,温热剂易于伤阴,凡阴液亏虚,血热妄行之出血不宜用温法,真热假寒证应禁用温法。

(三)补法

补法为用补益药治疗脏腑气血阴阳诸虚证的方法。《素问·阴阳应象大论》说:“形不足者温之以气;精不足者补之以味。”用补益法治病就是根据虚证属气、属血、属阴、属阳,分别施以补气养血、补阴助阳等不同的治法。

1. 补气法

补气法是用补气药治疗气虚证的方法。适用于治疗各种气虚证,如卫气虚、心气虚、肺气虚、脾气虚等。因五脏功能有别,气虚表现的证候亦不同,具体治法也不一,有补心气、补肺气、补脾气、补肝气、补肾气等治法。正如《难经》所说:“损其肺者益其气;损其心者和其营;损其脾者调其饮食,适其寒温。”根据不同脏腑之气虚,施以不同的补气方药治疗,如缺铁性贫血宜健脾益气。

2. 补血法

补血法是用补血药治疗血虚证的方法。适用于各种血虚证，如心血虚、肝血虚等。临床应根据不同的血虚证候施以不同的养血法。气血之间，一方亏虚必影响另一方。肾为先天之本，藏精而化气；脾为后天之本，为气血生化之源。五脏互生，气血互化。气血之虚，多源于脏腑，补养气血，多不离脾肾。因此血液病中的各种贫血证，大多采用健脾补肾的方法进行治疗。

3. 补阴法

用补阴药治疗阴虚证的方法。用以治疗肾精不足，津液亏虚诸证。如肾阴虚、心阴虚、肝阴虚、胃阴虚、热病伤津、大肠津亏等证。

4. 补阳法

补阳法是用助阳药治疗阳虚证的方法。用以治疗肾阳虚、心阳虚、脾阳虚等证。阳虚则寒，阴虚则热，虚寒虚热以补为宜。气虚、血虚、阴虚、阳虚治法各有不同，然而气血阴阳之间相互资生，相互为用。血虚养血为主，可佐补气药从阳中求阴；气虚补气为主，可佐养血药以阴中求阳。此外，用补法还必须注意：补能扶正，用之不当也易留邪，无虚不用补法，所以用补法必须辨证明确，不可滥用。另外，滋补药多能影响脾胃，脾胃功能不足的患者用滋补药，应佐以适量健脾益胃药。

（四）消法

消法是用消痞散结、化食导滞剂以消除癥瘕积聚、饮食积滞等证的方法。适用于消散体内有形的积滞结聚，如癥瘕积聚、饮食积滞、痰核瘰疬、痈肿，其中包括肝脾肿大及肿瘤性结块等，均可用消散法治疗。《医学心悟》说："消者，去其壅也。脏腑筋络肌肉之间，本无此物，而忽有之，必为消散，乃得其平。"《内经》云："坚者削之是也。"常用的消法有以下几种。

1. 消食导滞

临床用于饮食积滞，宿食不化所致的脘腹胀满、腹痛腹泻、嗳腐食臭、不欲饮食或大便干结等症。饮食积滞可用保和丸、楂曲平胃散之类；食滞兼有湿热用枳实导滞丸之类；脾虚而兼食滞者常用枳术丸之类。

2. 软坚散结

此法为用软坚散结消积药治疗痰核结块、癥瘕积聚等证的方法。常用方药如消瘰丸、犀黄丸、海藻玉壶汤等。如为气滞血瘀之肝脾肿大等则宜攻逐瘀血，常用血府逐瘀汤、膈下逐瘀汤、桃核承气汤、大黄䗪虫丸等。

3. 消水散肿

消水散肿适用于气不化水。水气外溢而浮肿者，阴水常用实脾散；阳水可用疏凿饮子。消法易伤正气，不可过量或连续久用，如属短期不能治愈者，可分期治疗。体质较弱，病久正虚者，可兼用补法配合治疗。

（五）理气法

理气法为用理气药治疗脏腑气机不畅证的方法。此法能调畅气机，理气解郁。适用于治疗脏腑气滞郁结、气机失调的证候。如肝郁气滞、肝脾不调、肝胃不和、胃失和降、肺气壅滞诸证。

1. 疏肝理气

疏肝理气适用于肝失疏泄所引起的肝气郁滞、肝火上逆、肝脾不和之头晕目眩、胸胁胀满疼痛、乳房胀痛、月经不调、不欲饮食等病状。常用方药为柴胡疏肝散、逍遥散之类。

2. 和胃降逆

和胃降逆适用于肝气犯胃、胃失和降而致胃脘痞满、恶心呕吐、嗳气泛酸、食欲缺乏等。常用药如左金丸之类。

3. 降气定喘

降气定喘适用于肺气壅滞所致的胸闷气喘、哮喘、咳嗽、咯痰等肺失肃降等证。常用苏子降气丸、开胸顺气丸等。由于理气药多为辛温香燥之品,易耗气伤阴,故用此法时不宜久服,阴虚火盛者,须配伍滋阴药,胃虚呕逆及肾不纳气之喘息,均不宜用理气法治疗。

(六)理血法

血液病可分为血虚、血热、瘀血、出血四类。血虚证用补法治疗,血热证用清法,其他血证可用理血法治疗。理血法具体又分为以下几种。

1. 活血祛瘀法

活血祛瘀法适用于腹内瘀血积块,内脏及肢体瘀血疼痛,各种外伤瘀血肿痛,以及由于瘀血引起的肝脾肿大、皮肤瘀斑等。常用方剂如血府逐瘀汤、桃红四物汤、通窍活血汤、膈下逐瘀汤、下瘀血汤之类。

2. 止血宁络法

(1)凉血止血:适用于血热妄行所引起的多种出血,如衄血、咯血、吐血、尿血、便血、肌衄发斑等证。常用方剂如犀角地黄汤、清营汤、十灰散、小蓟饮子、地榆散、茜根散之类。

(2)祛瘀止血法:适用于血脉瘀滞不通,血不循经而外溢的多种出血证,如胃瘀血之吐血、便血,胞宫瘀血之崩漏下血,弥漫性血管内凝血之皮下瘀斑等证。常用方剂如血府逐瘀汤、桃红四物汤之类。

(七)祛痰法

祛痰法能祛除痰邪,治疗寒痰、热痰、燥痰、风痰、痰核瘰疬、瘿瘤、痰迷癫狂等证。

1. 化痰法

(1)温化寒痰:适用于寒痰咳嗽、胸闷气喘、痰液清稀色白多泡等。常用方如苓桂术甘汤、真武汤之类。

(2)清热化痰:适用于治疗热痰咳嗽、气喘、痰黄稠等。常用方如清金化痰汤之类。

(3)燥湿化痰:适用于湿痰阻肺的胸闷痰喘、咳嗽吐痰、痰稀量多。常用方如二陈汤加减。

(4)润燥化痰:适用于治疗燥痰阻肺的咳嗽气喘、痰浊黏稠、吐痰不爽、量少难咯等。常用方如桑杏汤、麦门冬汤、清金润燥天门冬丸之类。

2. 消痰法

消痰法适用于治疗痰核结块、瘰疬、失荣、瘿瘤等。常用方如消瘰丸、海藻玉壶汤等。

3. 涤痰法

涤痰法适用于治疗痰火扰心,痰迷心窍的癫、狂、痫证,药用礞石滚痰丸之类。不同的痰证由于病因不同,治法亦各异。临证应当辨明。此法属泻法,用之不当容易伤正,久病体弱者要慎用。

第三节　血液疾病的西医治疗方法

血液系统在调节人体正常生理功能中起着重要作用。血液中的红细胞、白细胞、血小板和血清、凝血因子等分别在机体送氧和代谢物质、机体防御、免疫调节和炎症反应、止血和血栓形成过程中发挥其独特的功能。血液中各种有形成分和血浆蛋白的数量或质量(功能)异常会发生贫血、发热、感染、出血和血栓栓塞等常见的临床症状,严重者可危及机体各脏器的功能,因此血液病学是内科学的一个重要组成部分。

血液病学是研究血液系统疾病发病特点、诊断、治疗、康复、护理等的科学,研究范围包括各种血液病(白血病、再生障碍性贫血、溶血性贫血和出血性疾病等)的病因、流行病学、疾病预防、发病机制、临床表现、实验诊断和防治措施。

血液病亦称为造血系统疾病，包括原发于造血系统的疾病(如白血病原发于骨髓组织等)和主要累及造血系统的疾病(如缺铁性贫血等)。血液病可能是原发的，其中大多数是先天性造血功能缺陷或骨髓成分的恶性改变；也可能是继发的。其他系统的疾病如营养缺乏、代谢异常及物理化学因素等也可能对骨髓系统造成不良影响，血液或骨髓成分有较明显改变者，亦属血液病的范畴。血液系统疾病多半是难治性疾病，发病隐袭，症状隐匿，即使患病，患者常不能自己察知，多因其他疾病就医或健康体检时被发现。因此提高对本病的认识，以便早期发现、早期诊断、早期治疗，以免给患者带来不必要的损失。

一、血液病发病特点

血液以液体状态存在，是功能各异的血细胞及血浆等成分构成的综合体，具有不同的生理功能，血液的特点决定了血液病的特点。

1. 血液病的症状无特异性

常见血液病的症状如贫血、出血、淋巴结肿大、肝脾肿大，大多数起病隐匿，上述症状可见于临床其他疾病，需要临床医生熟悉和掌握各种血液系统疾病的细微差别、伴随症状等，根据实验检查可明确诊断。

2. 多种因素错综致病

继发性血液病较多见，许多全身疾病都能引起血液系统的改变，如感染、肿瘤、内分泌疾病出现出血、贫血等症状，应综合全身表现，明确原发疾病，进行针对性治疗。

3. 实验室检查的重要性

骨髓细胞学穿刺及病理检查对血液系统疾病诊断起重要作用。患者淋巴结肿大不一定是淋巴瘤，很多血液病需要结合实验室检查方可确诊。

4. 易出现药物耐药

血液病在长期诊疗过程中容易出现药物的耐药性，如何减少患者药物耐药的发生也是摆在医学工作者面前的一个难题。近年来，通过介入等治疗的改变及多学科的联合，血液病的治疗增加了综合治疗手段，降低了药物耐药，取得了一定的效果。

二、血液病遗传学的研究

核酸是遗传的基础，这已经成为遗传学的经典理论及基础理论。众所周知，一个生物体是由一个受精卵不停地复制分裂出来的，在复制分裂的过程中，核酸中所含有的信息也就是 DNA 序列是不会改变的，但是在个体发育的过程中，个体中出现了不同形态及不同功能的细胞。在 DNA 序列不发生改变的情况下，基因表达发生可遗传改变的现象，被定义为表观遗传现象。在表观遗传学的概念提出之初，学者们普遍认为，表观遗传只是一种表型，但是随着生命科学的不断发展，应用基因组学不能解释的问题也越来越多，表观遗传学在这样的情况下不断发展。随着分子生物学的发展，表观遗传学在其基础上也得到更为系统的研究，渐渐成为一门独立的分支学科。随着对表观遗传学研究的不断深入，人们发现，造血细胞的发育过程也受表观遗传学的影响。表观遗传学改变在血液病的发病中起重要作用，并且，这些表观遗传学的改变在细微改变之处可以通过人为地进行干预，进而阻遏疾病的发展，所以表观遗传学为血液病的分子诊断与靶向治疗奠定了基础。近几年，表观遗传学与血液病的相关性研究主要集中在组蛋白去乙酰化、DNA 甲基化与微小 RNA 表达谱 3 个方面。

组蛋白乙酰化是组蛋白表观遗传学修饰的方式之一，是在组蛋白乙酰转移酶等的催化下，完成组蛋白氨基残基上的分子基团取出或结合的反应。研究证明，这一反应具有可逆性。组蛋白修饰需要一个或多个不同的共价修饰发生协同或拮抗作用，这些多样性修饰及它们在时间和空间上的组合形成大量的特异信号，这些信号类似于密码并可被相应的调节蛋白识别，影响一系列蛋白质的活动，从而调控真核生物的基因表达，即“组蛋白密码假说”。而组蛋白的去乙酰化抑制剂可以调控染色质的重塑，在抑制染色质乙酰化的同时，开放染色质构型用以激活相关基因的转录。认识到这一作用的机制之后，临床上应用如伏立诺他、苯丁酸钠、丙戊酸等治疗T细胞淋巴瘤、镰状细胞贫血、急性髓细胞性白血病、骨髓增生异常综合征等，取得了较好的临床效果。

目前，在表观遗传学的研究中，DNA甲基化是被研究得最多，也是被应用得最广的一项研究，也是表观遗传修饰的方式之一。DNA高度甲基化会影响DNA结构，进而阻遏基因转录，引起基因沉默。甲基化会使DNA双链的大沟在三维结构上发生变化，阻滞甲基化敏感的转录因子的DNA结合活性。与此同时，甲基化不敏感的甲基化CpG(methyl-CpG)结合蛋白会结合在DNA上，这些蛋白是转录抑制因子，它们都含有保守的甲基化DNA结合结构域。正常的甲基化对维持生物体内的细胞的生长及代谢具有重要意义。例如，染色体失活、胚胎发育及细胞分化等都离不开DNA正常的甲基化。而异常的DNA甲基化会引发肿瘤等疾病，一方面，异常的甲基化无法转录；另一方面，异常的甲基化会导致基因组的不稳定。因此，对DNA甲基化的研究为血液病的治疗揭开了一个新的篇章。早在2004年，美国食品药品监督管理局(FDA)就批准上市了胞嘧啶类似药物阿扎胞苷和地西他滨，两者可以使因甲基化失活的抑癌基因恢复功能，从而逆转肿瘤细胞的生物活性，对急性髓细胞性白血病与慢性粒细胞白血病具有较好的治疗效果。

微小RNA是目前为止非编码RNA中研究最为清晰的一项，微小RNA是指长度大约为22个核苷酸的片段，受长片段的非编码RNA或基因内含子所编码。微小RNA在核内转录，然后经历一系列变化才能最终成为成熟体进而发挥生物学功能。有研究表明,微小 RNA 谱与肿瘤的表观遗传学具有密切的关系,其有可能是通过协同肿瘤细胞内相关经典的致癌基因或者下调肿瘤抑制基因的表达,来影响肿瘤细胞的增殖。肿瘤细胞中微小 RNA 谱表达水平的变化可能会直接影响肿瘤细胞的增殖与凋亡等活动。微小 RNA 谱除了在肿瘤抑制及肿瘤诱发中发挥作用外,其还被认为是肿瘤相关药物抗药性主要基因的调节因子。目前认为,微小 RNA 谱对肿瘤相关药物抗药性基因调节通过以下两种机制进行:遗传学机制与表观遗传学机制。微小 RNA 谱的这种针对肿瘤的调节机制同样适用于血液病。

三、造血干细胞移植在血液病治疗中的应用

造血干细胞移植始于 1955 年,经过多年的实验及临床研究,造血干细胞移植目前是公认的治疗血液病的有效方式之一。目前,临床上应用比较广泛的造血干细胞移植主要是异体造血干细胞移植。经过多年的临床实践证明,与普通的化学治疗方式相比,造血干细胞移植可以明显提高血液病的治愈率及患者的生存率。随着医疗技术的不断进步,造血干细胞的移植方案不断优化,造血干细胞移植的并发症逐渐减少。尽管造血干细胞移植治疗白血病的效果比较明显,但是在对疾病的治疗中仍然具有一定的困难,首先就是造血干细胞供体的选择问题,无论是理论还是临床实践都证明,与白细胞抗原不合的亲属作为供者或与人类白细胞抗原相合的非血缘供者相比,白细胞抗原相合的同胞作为供者具有更小的移植风险和更好的移植后生存优势,而白细胞抗原相合的同胞的符合概率小成为限制患者进行造血干细胞移植的重要因素。其次,移植前的原发疾病及移植后的并发症对移植的效果有重要影响,如免疫排斥反应的发生。所以很多血液病患者找不到适合自身白细胞抗原的供体,导致移植手术不能进行,而最终失去疾病治愈的机会。另一种造血干细胞移植的方式就是对患者进行自体造

血干细胞移植,与异体造血干细胞移植相比,自体造血干细胞移植可以降低患者发生免疫排斥反应的概率,进而提高手术的成功率及患者的治愈率,目前,在临床上的应用范围越来越广泛。

在治疗淋巴瘤与白血病时,采用自体造血干细胞移植的方式给患者进行造血干细胞移植时,移植的并发症相对较少,但是患者复发的概率较大;而用异体造血干细胞给患者进行造血干细胞移植时,患者复发的概率虽然小,但是患者发生并发症的概率较大,致死率也较高,同时供者的年龄和来源会受到一定的限制。近年来,随着造血干细胞移植技术的不断成熟和发展,脐血移植和人类白细胞抗原不相匹配的相关供者造血干细胞移植呈上升趋势。人类白细胞抗原异体造血干细胞移植可解决异基因造血干细胞移植供者来源少的难题,提高患者的存活概率。据欧洲血液及骨髓移植组的最新统计显示,目前髓系白血病是接受造血干细胞移植最多的病种,其中大多采用自体移植的方式。对高危的急性白血病及慢性粒细胞白血病等传统化疗难以治愈的恶性血液系统肿瘤,造血干细胞移植已经成为主要的治疗手段。与常规的单纯化疗相比,造血干细胞移植可以显著降低疾病的复发率,随着近年来移植方案的不断优化,造血干细胞移植的并发症也在不断减少。

四、分子诊断在血液病治疗中的应用

分子诊断是利用分子生物学和分子遗传学方法检测疾病相关基因和蛋白,并与临床诊断密切结合的一种诊断技术。经过分子杂交、PCR 定量、芯片技术三个阶段,分子诊断已经被广泛地应用于肿瘤及遗传性疾病的诊断与治疗中,特别是为恶性血液病的诊断、治疗、预后评估提供了科学的依据。在分子诊断应用到血液病的诊断之前,血液病的诊断主要是靠细胞形态学及免疫细胞学的方式,不能精准地揭示血液病学的发病机制,也不能提供治疗方案的优化选择及预后信息参考,而分子诊断技术在血液病诊断中的应用则有效地解决了这些问题。随着分子诊断技术在血液病诊断中的应用,医生可以查找致病的异性基因,根据对异性基因的筛查可以及早对患者进行造血干细胞移植。同时,应用分子诊断可以对血液病进行精准的分型与分期,进而可以选择适合疾病分型与分期的治疗方案,对疾病进行治疗;同时,可以应用分子诊断在治疗过程中对疾病治疗结果进行评估,进而为血液病的治疗方案的调整提供可靠的依据。2008 年世界卫生组织(WHO)发布的造血及淋巴肿瘤的诊断标准中进一步明确了基因突变及染色体异位是诊断的重要指标,同时,诊断标准还指出,在患者初诊时不仅要对患者进行遗传学分析,还要采用 PCR 等技术对患者进行细胞的核型分析以发现基因的异常。目前,我国的许多医疗单位都能在分子水平对血液病进行诊断,并能根据这些分子标记检测微小残留病灶以观察疾病的复发状态。

五、靶向治疗在血液病治疗中的应用

随着现代生命科学技术被应用于血液病的诊断与治疗之中。靶向治疗也被应用到血液病的治疗中。靶向治疗是指研究与肿瘤发病密切相关的分子机制或肿瘤细胞表面的特殊分子,进而针对性地开发相关药物,特异性地阻断肿瘤细胞生长与增殖,或者促进肿瘤细胞分化为正常细胞的治疗策略。靶向治疗主要是阻断血液病病变细胞在复制与增殖过程中的信号传导,其主要是通过以下几个途径实现的:Ⅲ型酪氨酸蛋白激酶受体途径、泛素-蛋白酶体途径、RAS 癌基因及其信号转导途径、JAKSTAT 信号传导途径。大量证据表明,包括 *FLT3*、*C-FMS3*、*C-KIT3*、*PD GFA* 和 *PD JFB* 在内的Ⅲ型酪氨酸蛋白激酶受体的突变与血液病的发生有关。靶向治疗的药物主要包括酪氨酸激酶抑制剂、受体激动或抑制剂、单克隆抗体及生物反应调节剂。临床研究显示,酪氨酸激酶抑制剂尼洛替尼针对伊马替尼耐药的患者具有较好的治疗效果,可使慢性粒细胞白血病患者的 8 年存活率达到 86% 以上。目前，在临床应用中，单克隆抗体主要是针对慢性粒细胞白血病的阿仑单抗、联合多种化疗药物治疗淋巴系统肿瘤的血管内皮因子单抗、利妥昔单抗等。此外，可逆性蛋白酶受体抑制剂、细胞免疫治疗等都在临床实践中取得了较好的疗效。随着靶向治疗药物的不断研发及靶向治疗技术的进步，靶向治疗从基础研究向临床应用的方向转变，靶向治疗技术在临床中的应用使血液病的治疗更加有针对性，进而更加有效地杀灭肿瘤细胞或是遏制肿瘤细胞的生长；同时，可以减少全身用药给患者带来的不良反应，提高血液病的治愈率，使血液病的治疗从单纯化疗进入靶向治疗的时代。

六、血液病患者心理护理的研究

血液病患者日常生活中的护理是非常重要的。血液病患者由于白细胞数量减少或功能异常，容易发生感染，轻者需输注抗生素，增加了医疗费用；重者会危及生命。按感染部位来讲，口腔、呼吸道、消化道、肛周、泌尿道及皮肤与外界相通的部位比较容易发生感染。按感染发生的病原体来讲，细菌、真菌、病毒是最常见的，有时也会有寄生虫的感染。平时应做好预防工作，减少接触感染源、保持环境卫生等。如已发生感染，应积极配合医护人员进行相应的病原学检查及治疗，正确反映情况以利于医务人员判断感染的真实情况，做出治疗的选择，使感染尽快控制，节约人力、财力成本，促使疾病痊愈。

血液病患者发生感染是很危险的，所以平时生活中一定要处处注意，除了注意卫生和饮食以外，还要少去人多的地方，尤其是流行性感冒（简称流感）高发时期，出门要戴口罩，回家要勤洗手，可以将感染的危险降低到最小程度。

血液病患者病程较长，易合并抑郁状态，日常护理及生活中重视心理疏导尤为重要。心理护理要做到耐心细致，做好思想工作，给予患者及家属心理支持，关心爱护患者，了解与解除患者的不安情绪，特别要注意有慢性疾病或长期治疗效果不佳，以及需要进行移植或手术治疗患者的护理。

七、血液病临床发展构思的相关研究

近几年，血液病的治疗取得了突破性的成绩，特别是分子诊断与靶向治疗技术在血液病的诊断与治疗中的应用，提高了疾病诊断的精准度，可以为患者治疗效果的评估提供更加科学的依据；同时，提高了疾病的治愈率，降低了患者不良反应的发生率。

血液病学科建设重点：造血干细胞移植，尤其是单倍型相合、非血缘供体和脐血干细胞的应用，是救治辐射损伤的重要手段。我国病例资源丰富，而且骨髓库和脐血库的建设规模不断扩大，今后的工作应着重于总结和推广我国人类白细胞抗原（HLA）单倍型相合移植、脐血移植、非血缘关系移植的宝贵经验，积极开展前瞻、多中心的造血干细胞移植临床试验，并在此基础上探索防治移植相关主要并发症的新疗法，为进一步延长移植患者的生存期而努力。同时，以减剂量预处理移植为技术平台，高效低毒的细胞治疗和免疫治疗手段也存在较大的发展空间。

应加强白血病细胞组蛋白去乙酰化、DNA 甲基化等表观遗传学研究。寻找更加特异的疾病标志物，在分子水平完善白血病的个体化诊治及疗效监测。此外，应从信号转导途径等多个角度深化对造血干细胞、白血病干细胞及其微环境的生物学特性研究，为深入了解血液系统疾病本质和探索新的治疗策略提供更多依据。在血液病的个体化诊治和疗效监测方面，现在已经取得长足进步；针对血液病发病机制中起关键作用的分子进行靶向治疗及细胞和免疫细胞治疗研究，开发高效低毒的个体化治疗策略，对改善患者预后具有重要的理论与实践意义。加强分子诊断和靶向治疗新策略的研究，将是攻克血液肿瘤的重要途径。

第二章　红细胞疾病

红细胞疾病是由于各种原因导致红细胞数量和(或)质量发生改变的一大类疾病。红细胞疾病病因复杂,既可以原发于造血系统疾病(如再生障碍性贫血、珠蛋白生成障碍性贫血等),也可以是机体其他系统疾病(如肝、肾疾病等)或其他外来因素影响(如感染、中毒等)的继发性改变。不同红细胞疾病发病可快可慢,临床表现多种多样,其中最多的是贫血症候群。主要为贫血使血流的携氧能力减弱,导致各组织器官缺氧的表现。本章主要讲述缺铁性贫血、巨幼细胞贫血以及再生障碍性贫血。

第一节　缺铁性贫血

缺铁性贫血是指体内储存铁不足,影响血红蛋白合成所引起的一种小细胞低色素性贫血,是世界各地包括我国贫血中最常见的一种。其发病率甚高,儿童、成年人或老年人均可发生。据世界卫生组织的调查报告,全世界有10%～30%的人群有不同程度的缺铁,男性发病率约为10%,女性>20%,亚洲发病率高于欧洲。

一、病因

1. 铁摄入减少

膳食不足,吸收过少,胃酸缺乏,胃部手术。

2. 铁丢失过多

胃肠道失血，肿瘤，胃炎，憩室炎，十二指肠溃疡，膈疝，溃疡性结肠炎，局限性回肠炎，钩虫感染，痔疮，动静脉畸形，多次献血，多次妊娠，慢性血管内溶血引起血红蛋白尿，遗传性毛细血管扩张，原发性含铁血黄素沉着症，凝血障碍性疾病或服用抗凝药。

3. 铁的需求量增加而摄入量不足

婴幼儿、青少年和育龄妇女，尤其是多次妊娠及哺乳的妇女需铁量增加，其饮食中缺少铁剂易引起缺铁性贫血。青春期女性因月经来潮，且身体生长发育速度较快，对铁的需要量也大，易出现缺铁性贫血。

4. 铁的吸收效果不佳

患萎缩性胃炎、胃酸缺乏、胃大部切除术后的患者，由于胃酸缺乏影响食物中高价铁游离化。另外，胃大部切除术后，食物未经过十二指肠而迅速进入空肠，或小肠黏膜病变、慢性腹泻、饭后大量饮茶因茶中藻酸使铁沉淀而影响吸收，均可造成铁的吸收障碍而发生缺铁性贫血。

5. 失血

尤其是慢性失血是缺铁性贫血最常见、最主要的原因。失血是最多见的缺铁原因，在成年男性中为消化道出血，在成年女性中为月经量过多。慢性血管内溶血所致的铁随血红蛋白或含铁血黄素从尿中排出，也可引起缺铁性贫血，多见于阵发性睡眠性血红蛋白尿症。

二、临床表现

缺铁性贫血的临床表现是由贫血、缺铁的特殊表现及造成缺铁的基础疾病所组成。

1. 贫血症状

贫血的发生是隐匿的。症状进展缓慢，患者常能很好地适应，并能继续从事工作。贫血的常见症状有头晕、头痛、乏力、易倦、心悸、活动后气短、眼花、耳鸣等。

2. 特殊表现

缺铁的特殊表现有口角炎、舌乳突萎缩、舌炎，严重的缺铁可有匙状指甲（反甲），食欲缺乏、恶心及便秘。欧洲的患者常有吞咽困难、口角炎和舌异常，称为缺铁性吞咽困难综合征［又称普卢默-文森（Plummer-Vinson）或帕利森-凯利（Paterson-Kelly）］综合征，可能与环境及基因有关。吞咽困难是由于在下咽部和食管交界处有黏膜网形成，偶可围绕管腔形成袖口样的结构，束缚着食管的开口。常需要手术破除这些网或扩张狭窄，单靠铁剂的补充无济于事。

3. 非贫血症状

儿童生长发育迟缓或行为异常，表现为烦躁、易怒、上课注意力不集中及学习成绩下降。异食癖是缺铁的特殊表现，也可能是缺铁的原因，发生的机制不清楚。患者常控制不住地仅进食一种“食物”，如冰块、黏土、淀粉等，经补充铁剂治疗后症状可消失。

4. 体征

除皮肤黏膜苍白、毛发干枯、口唇角化及指甲扁平、失去光泽、易碎裂外，约18%的患者有反甲，约10%缺铁性贫血患者脾脏轻度增大。其原因不清楚，患者脾脏未发现特殊的病理改变，在缺铁纠正后症状可消失。少数严重贫血患者可见视网膜出血及渗出。

三、辅助检查

1. 血常规

血常规呈现典型的小细胞低色素性贫血（红细胞平均体积<0.08 fl、红细胞平均血红蛋白含量<27 pg、红细胞平均血红蛋白浓度<30 g/L）。红细胞指数改变的程度与贫血的时间和程度相关。红细胞宽度分布在缺铁性贫血的诊断中意义很难定义，正常

为(13.4±1.2)%,缺铁性贫血为16.3%(或>14.5%),特殊性仅为50%～70%。血片中可见红细胞染色浅淡,中心淡染区扩大,大小不一。网织红细胞大多正常或轻度增多。白细胞计数正常或轻度减少,分类正常。血小板计数在有出血者中常偏高,在婴儿及儿童中多偏低。

2. 骨髓象

骨髓检查不一定都需要,除非是需要与其他类型的贫血相鉴别时。骨髓涂片表现为增生活跃,幼红细胞明显增生。早幼红及中幼红细胞比例增高,染色质颗粒致密,细胞质少,血红蛋白形成差。粒系和巨核细胞系正常,铁粒幼细胞极少或消失。

3. 生化检查

(1)血清铁测定:血清铁降低<8.95 μmol/L,总铁结合力增高>64.44 μmol/L,故转铁蛋白饱和度降低。由于血清铁的测定波动大,影响因素较多,在判断结果时应结合临床考虑。在女性月经前2～3 d、妊娠的后3个月,血清铁和总铁结合力均会降低,但不一定表示缺铁。

(2)血清铁蛋白测定:血清铁蛋白<14 μg/L,但在伴有炎症、肿瘤及感染时可以增高,应结合临床或骨髓铁染色加以判断。缺铁性贫血患者骨髓红系细胞内及细胞外铁染色均减少或缺如。

(3)红细胞游离原卟啉测定:红细胞游离原卟啉增高表示血红蛋白合成有障碍,用它反映缺铁的存在与否是较为敏感的方法。但在非缺铁的情况(如铅中毒)及铁粒幼细胞贫血时,红细胞游离原卟啉亦会增高,应结合临床及其他生化检查综合考虑。

(4)红细胞内碱性铁蛋白测定:用放射免疫法或酶联免疫法可以测定红细胞内碱性铁蛋白,可反映体内铁储存的状况,如<6.5 pg/红细胞,表示铁缺乏。此结果与血清铁蛋白相平行,受炎症、肿瘤及肝脏疾病的影响较小是其优点。但操作较复杂,尚不能作为常规使用。

4. 其他辅助检查

为明确贫血的病因或原发病，尚需进行多次大便隐血、尿常规检查，必要时还应进一步查肝功能、肾功能，胃肠X射线检查、胃镜检查及相应的血生化、免疫学检查等。

四、临床分期

1. 隐性缺铁期

患缺铁性贫血时，体内缺铁变化是一个渐进的发展过程。在缺铁初期，仅有储存铁减少，即在骨髓、肝、脾及其他组织储存备用的铁蛋白及含铁血黄素减少，血清铁不降低，红细胞数量和血红蛋白含量也维持在正常范围，细胞内含铁酶类亦不减少。当储存铁耗尽，血清铁降低时，仍可无贫血表现，本阶段亦称缺铁潜伏期。

2. 缺铁性贫血早期

当储存铁耗尽，血清铁开始下降，铁饱和度降至15%以下，骨髓幼红细胞可利用铁减少，红细胞生成受到限制，则呈正细胞正色素性贫血，临床上开始表现轻度贫血症状。

3. 重度缺铁性贫血

当骨髓幼红细胞可利用铁完全缺乏，各种细胞含铁酶亦渐缺乏，血清铁亦下降或显著降低，铁饱和度降低至10%左右，骨髓中红细胞呈代偿性增生，此时临床上则表现为小细胞低色素的中、重度缺铁性贫血，贫血症状显著。

五、诊断与鉴别诊断

1. 诊断

缺铁可分为缺铁、缺铁性红细胞生成及缺铁性贫血，三者总称为铁缺乏症。1982年，全国小儿血液病座谈会提出了小儿缺铁性贫血的诊断标准，而国内成年人尚缺乏公认的诊断标准。

(1)缺铁性贫血的诊断标准：①小细胞低色素性贫血，男性血红蛋白<120 g/L,女性血红蛋白<110 g/L(孕妇血红蛋白<100 g/L),红细胞平均体积<80 pL,红细胞平均血红蛋白含量<26 pg,红细胞平均血红蛋白<310 g/L,红细胞形态有明显低色素表现。②有明确的缺铁病因和临床表现。③血清铁<8.95 μmol/L,总铁结合力>64.44 pmol/L。④运铁蛋白饱和度<0.15。⑤骨髓铁染色显示骨髓小粒可染铁消失,铁粒幼细胞<15%。⑥红细胞游离原卟啉>0.9 μmol/L(全血)或血液锌原卟啉>每日 60 μmol/L(全血)或红细胞游离原卟啉/血红蛋白>4.5 μg。⑦血清铁蛋白<14 μg/L。⑧铁剂治疗有效。

符合第①条和第②~⑧条中任何 2 条以上者,可诊断为缺铁性贫血。

(2)储铁缺乏的诊断标准:①血清铁蛋白<14 μg/L。②骨髓铁染色显示骨髓小粒可染铁消失。

(3)缺铁性红细胞生成的诊断标准:符合以下任何一条即可诊断。符合储铁缺乏的诊断标准,同时有以下任何一条符合者即可诊断。①运铁蛋白饱和度<0.15。②红细胞游离原卟啉>0.9 μmol/L(全血)或血液锌原卟啉>600 μg/L(全血)。③骨髓铁染色显示骨髓小粒可染铁消失,铁粒幼细胞<15%。④如在有并发症的情况下(感染、炎症、肿瘤等)需要测定红细胞内碱性铁蛋白<6.5 pg/细胞,才能诊断缺乏铁,或借助骨髓铁染色显示骨髓小粒可染铁消失作为标准。

(4)小儿缺铁性贫血的国内诊断标准:①贫血为小细胞低色素性。红细胞形态有明显小细胞低色素的表现,红细胞平均血红蛋白<310 g/L,红细胞平均体积<80 pL,红细胞平均血红蛋白含量<26 pg。贫血诊断标准为目前国内诊断标准。②有明确的缺铁病因,如铁供给不足,吸收障碍,需要增多或慢性失血等。③血清(浆)铁<10.7 μmol/L。④总铁结合力>62.79 μmol/L。运铁蛋白饱和度<0.15,有参考意义;<0.1 有确定意义。⑤骨髓细胞外铁明

显减少或消失(0 ~ +),铁粒幼红细胞<15%。⑥红细胞游离原卟啉>9 μmol/L。⑦血清铁蛋白<16 μg/L。⑧用铁剂治疗6周后,血红蛋白上升20 g/L以上。

符合第①条和第② ~ ⑧条中至少2条者,可诊断为缺铁性贫血。

影响上述的因素很多,除炎症等病理因素和技术操作外,年龄、取标本时间(昼夜,上、下午)等生理因素也有影响,故应对各种检查结果进行综合分析。

2. 鉴别诊断

(1)慢性感染性贫血:多为小细胞性贫血。血清铁及总铁结合力均降低,但骨髓铁增多,骨髓幼粒细胞常有中毒性改变。

(2)铁粒幼细胞贫血:由于血红蛋白在幼红细胞线粒体内的合成发生障碍,引起铁利用障碍。周围血片上可见双型性贫血表现(有的红细胞为正色素性,有的为低色素性),血清铁升高,总铁结合力下降,铁饱和度增高,骨髓内细胞外铁增加,铁粒幼细胞增多,特别是出现环状铁粒幼细胞。

维生素 B_6 反应性贫血是铁粒幼细胞贫血的一种类型。由于体内维生素 B_6 代谢异常,铁不能被利用,影响血红蛋白的合成所致。多呈小细胞低色素性贫血,但血清铁和骨髓铁均增高,色氨酸代谢异常,用维生素 B_6 治疗有一定疗效。

(3)地中海贫血:有家族史,具有特殊面容,脾大,血片上见较多靶细胞,血清铁及骨髓铁均增多,血红蛋白电泳异常,血红蛋白F及血红蛋白 A_2 均升高。而缺铁性贫血血红蛋白F正常,血红蛋白 A_2 反而减少。

(4)其他:严重的小细胞低色素性贫血应注意与无运铁蛋白血症相鉴别。

六、中医治疗

（一）辨证治疗

本病多属虚证，但也有虚实夹杂之证，故其辨证就首当明辨虚实、标本之主次。

1. 脾虚

主症：面色萎黄或㿠白，神疲乏力，食少便溏，舌质淡，苔薄腻，脉沉细。

治则：益气健脾。

方药：香砂六君子汤合当归补血汤加减。党参 15 g，白术 10 g，茯苓 15 g，半夏 10 g，当归 10 g，炙鸡内金 10 g，六曲 10 g，木香 10 g，砂仁 6 g，黄芪 15 g。

用法：水煎服，每日 1 剂。

加减：腹泻便溏者，加薏苡仁 15 g，山药 12 g；恶心欲吐者，加竹茹 10 g，生姜 10 g。

2. 心脾两虚

主症：面色苍白或㿠白，倦怠乏力，头晕心悸，失眠，少气懒言，食欲缺乏，毛发干脱，甲裂脆，舌质淡胖，苔薄，脉濡细。

治则：益气补血，养心安神。

方药：归脾汤或八珍汤加减。党参 15 g，黄芪 15 g，白术 10 g，当归 10 g，熟地黄 15 g，陈皮 10 g，炒酸枣仁 15 g，炙甘草 10 g，大枣 10 g。

用法：水煎服，每日 1 剂。

加减：贫血严重者，加阿胶 12 g，黄精 30 g；心悸失眠重者，加首乌藤 15 g，合欢皮 15 g，生龙骨、生牡蛎各 20 g。

3. 脾肾阳虚

主症：面色萎黄或苍白无华，形寒肢冷，唇甲淡白，周身水肿，甚则可有腹腔积液，心悸气短，耳鸣眩晕，神疲肢软，大便溏薄或有五更泻,小便清长,男性阳痿,女性经闭,舌质淡,有齿痕,脉沉细。

治则:温补脾肾。

方药:实脾饮合四神丸加减。黄芪 15 g,白术 10 g,茯苓 15 g,甘草 10 g,附子 10 g,大腹皮 10 g,厚朴 10 g,补骨脂 10 g,菟丝子 15 g,肉桂 6 g,鹿角胶(烊化)15 g,当归 10 g。

用法:水煎服,每日 1 剂。

加减:若腹泻严重者,加炒山药 12 g,炒扁豆 10 g,以健脾温肾补中;水肿明显者,加猪苓 10 g,泽泻 10 g,以利水消肿。

4. 虫积

主症:除有贫血症状外,尚有腹胀或嗜食生米、茶叶、泥土等,善食易饥,恶心呕吐,大便干结或溏薄有奇臭,神疲肢软及其他虫积见症,苔薄,脉虚弱。

治则:杀虫消积。

方药:榧子 10 g,槟榔 10 g,苦楝根皮 15 g,红藤 15 g,百部 10 g,雄黄 1 g,大蒜适量。

用法:制成蜜丸,每丸重 5 g,每次 1 丸,每日 2 次,温开水送服。

加减:若腹痛重者,加杭白芍 15 g,延胡索 12 g。

若患者全身情况差,则宜先补养气血,纠正贫血,待全身情况好转后再行驱虫。驱虫后贫血仍显著者,亦应给予积极治疗。

(二)中成药

(1)小温中丸,每次 1.5 ~3.0 g,每日 3 次,口服。

(2)伐木丸,每次 1.5 g,每日 3 次,口服。

(3)绛矾丸,每次 1.5 ~3.0 g,每日 3 次,口服。

(4)枣矾丸,每次 1 丸,每日 2 次,口服,20 d 为 1 个疗程。

(5)煅绿矾,每次 9 g,每日 2 次,口服。

(6)健脾生血丸,每次 1 g,每日 3 次,开水送服。

（三）验方

（1）皂矾干粉装胶囊每次1粒，每日3次，饭后服。

（2）皂矾50 g，枸橼酸2.1 g，蒸馏水1 000 mL配成糖浆，每次10 mL，每日3次，口服。出血者，配以保元汤；恢复期，加香砂六君子汤。

（3）人参9～12 g，黄芪20～30 g，炙甘草10～12 g，白术12 g，山药15 g，大枣10枚，生姜9 g，桂枝、五味子、砂仁各6～9 g。水煎服，每日1剂。兼痰湿者，加用茯苓、法半夏、薏苡仁；伴气血瘀滞者，加丹参、赤芍、姜黄、血竭；伴血溢络外者，配用藕节、侧柏叶、三七粉；寒甚者，伍以高良姜、吴茱萸。益气生血，健脾摄血。主治贫血（脾虚证）。

（4）醋煅针砂、皂矾、白术、山楂各60 g，糯米（炒）、黑枣（煮烂，去皮、核）各240 g。将煅针砂、皂矾、白术、山楂、糯米研粉，与黑枣混合为丸如绿豆大。每次3～5 g，每日2～3次，饭后服。健脾燥湿，消肿退黄，纠正缺铁性贫血。主治黄胖病（即为血虚证和现代医学之贫血）。

（5）党参、白术、茯苓、陈皮、煅绿矾各适量。将党参、白术、茯苓、陈皮、煅绿矾加工制成蜜丸，每丸重6 g，每次1丸，饭后服，每日2次。健脾生血。主治缺铁性贫血。

（6）太子参（或党参）、当归、白芍、枸杞子、女贞子各20 g，白术、鸡内金、陈皮各15 g，云茯苓、生山药各30 g，皂矾2 g，炙甘草6 g，大枣7枚。阴虚者，加生地黄、牡丹皮各20 g，墨旱莲30 g；阳虚者，加菟丝子、淫羊藿各20 g，巴戟天30 g。水煎服，每日1剂。血红蛋白升至100 g/L后，部分患者用本方制成水丸，每日9 g，分3次饭后服。配合治疗其他兼证。平时多食黑木耳、豆制品及动物肝脏，忌饮浓茶水。健脾生血，和胃消积。主治缺铁性贫血。

（7）小红参10 g，磁石、生黄芪各30 g，阿胶、鹿角胶、龟甲胶、白术、陈皮各12 g，当归、白芍、熟地黄、何首乌、枸杞子、紫河车各

15 g,炙甘草6 g。每日1剂,水煎分2次服,连服20 d为1个疗程。健脾和胃,补气益血,滋补肝肾。主治缺铁性贫血。

(8)黄芪30 g,当归25 g,党参、白术、茯苓各15 g,远志、阿胶、益母草各10 g,甘草6 g。偏气虚者,重用黄芪、党参;偏血虚者,重用阿胶、当归;偏阳虚者,加淫羊藿、炮姜;偏阴虚者,加生地黄、牡丹皮。水煎服,每日1剂。益气健脾,补血养心。主治缺铁性贫血。

(9)党参、焦三仙、淫羊藿各15 g,白术、茯苓、熟地黄各9 g,丹参18 g,甘草6 g。水煎取汁,每日分3次饭前服。3岁以下者用1/3剂,3~6岁者用1/3~2/3剂,6~12岁者用2/3~1剂。健脾补血。主治小细胞性贫血。

(10)黄芪15 g,乌梅10 g,甘草、五味子各6 g,党参、当归各9 g,制何首乌、陈皮各12 g。水煎服。每日1剂,健脾养血,酸甘化阴。治疗气血两虚,胃阴不足型缺铁性贫血,症见面色㿠白、头晕乏力、心悸耳鸣、胃纳不佳、舌质淡红、苔薄、脉虚或虚大。

(11)绿矾、苍术各90 g,厚朴、陈皮各30 g,大枣120 g。加工成如绿豆大,每次15 g,每日3次,口服。燥湿健脾生血。治疗缺铁性贫血。

(12)炒党参、炙黄芪、当归、茯苓、白芍、陈皮、炒山楂、大枣各适量。上药制成冲剂,每袋15 g,每次1袋,每日2次,冲服,疗程1个月。补益气血。主治营养性贫血。

七、西医治疗

1. 补充铁剂

(1)口服铁剂:这是治疗本病的主要方法。最常用药物为硫酸亚铁0.2 g或葡萄糖亚铁0.3 g,每日3次,于进食时或饭后服用,以减少对胃肠道的刺激。此外,尚有左旋糖酐铁,每片含元素铁25 mg;富马酸铁片,每片0.2 g,含元素铁65 mg及乳酸亚铁、琥珀酸亚铁等。水剂有10%枸橼酸铁铵，每次10 mL，每日服3次。不良反应较小，儿童及孕妇较为适宜。在众多的口服铁剂中以硫酸亚铁疗效较好，且安全、价格低廉。作为成人治疗，每日给元素铁100～200 mg即够，儿童用成人量的1/2。80%以上的患者可以很好耐受，少数患者在服药后有胃部烧灼感、恶心、腹痛、腹泻、便秘等不适，可以减少药量或暂停药数天，待症状消失后，重新开始治疗。极少数需终止治疗。多糖铁复合物，每个胶囊含元素铁150 mg，其效果与硫酸亚铁片相当，由于其不含游离铁离子，无胃肠道不良反应。

口服铁剂要先从小剂量开始，渐达足量；饭后服用，可以减少恶心、呕吐、上腹部不适等胃肠道不良反应。同时服维生素C 100 mg，每日3次；1%稀盐酸10～20滴，稀释后服，每日3次，可促进铁的吸收。服药前后1 h左右，禁喝茶及咖啡等。服四环素时，应暂停服铁剂，因两者有互相阻碍吸收的作用。如有溃疡病并用抗酸药时，需与铁剂错开时间服用。服铁剂后可出现黑粪，应先说明，以免患者担心。

如果患者骨髓造血功能是正常的，而明显的出血已停止，则口服铁剂对一般病例见效颇速。口服铁剂4～5 d后网织红细胞开始上升，7～12 d达最高峰（4%～15%），以后逐渐下降，是铁剂治疗的有效指标。血红蛋白及红细胞一般在治疗开始1周以后开始上升，2周间血红蛋白平均每日上升1.6 g/L，贫血可在2个月内恢复。在血红蛋白恢复正常后，仍需继续服药4～6个月，甚至1年，以补充储存铁。如果口服铁剂3～4周无效，可考虑以下因素：诊断错误；未按医嘱服药或剂量不足；胃肠功能紊乱；持续出血；存在干扰铁利用的因素，如炎症、肿瘤、肝脏疾病、肾脏疾病、甲状腺功能低下等。同时伴有维生素B_{12}或叶酸缺乏。

（2）注射铁剂：缺铁性贫血可用注射用铁剂治疗，但毒性反应较多，有时甚至可以发生致命的过敏反应，且注射治疗既不方便，又不经济,故凡是可以接受口服治疗者,就不应用铁剂注射治疗。

1)应用指征。口服铁剂消化道反应严重而不能耐受者;原有胃肠道疾病,如溃疡性结肠炎,节段性肠炎,胃切除后胃肠功能紊乱(倾倒综合征),或妊娠时有持续呕吐情况,口服铁剂后症状加重者;妊娠晚期贫血严重,需要迅速纠正缺铁,并防止胎儿发生缺铁性贫血者;慢性失血得不到有效控制,失血量超过肠道的铁吸收量。

2)注射用铁制剂。右旋糖酐铁是氢氧化高铁与高分子葡萄糖的复合物,1 mL 含 5 mg 元素铁,深部肌内注射,注射后 72 h 吸收 50% ~65% 。首次用量为 20 ~50 mg,无反应时第 2 日起每日或隔 2 ~3 d 注射 100 mg;山梨醇铁是山梨醇枸橼橼酸铁复合物,1 mL 含铁 50 mg,肌内注射后吸收较快,24 h 可吸收 85% ,25% 从尿中排出,每日用量不超过 100 mg。

3)不良反应。铁剂注射后,5% 的患者有头痛、头晕、面部潮红、肌肉关节疼痛、恶心呕吐、腹泻等反应,严重者可有过敏性休克。为安全起见,首次注射从小剂量开始,如无反应,30 min 后再注射全量。右旋糖酐铁可供静脉注射,但不良反应多且严重,一般不主张应用。有人主张初用患者宜做皮内试验以防止过敏反应。

4)注射铁剂的用量。可按以下方法计算:如以 150 g/L 为正常血红蛋白浓度,患者每 100 mL 所含血红蛋白为(15-患者血红蛋白浓度),每 1 000 mL 所缺血红蛋白为 10 g(15-患者血红蛋白浓度),每 1 g 血红蛋白含铁 3.4 mg,每 1 000 mL 血液缺铁量为 10×(15-患者血红蛋白)×3.4,人体血容量为体重(kg)×0.065,可简化为以下公式。

(15-患者血红蛋白 g%)×10×3.4×体重(kg)×0.065,即(15-患者血红蛋白 g%)×体重(kg)×2.2。

为补充储备铁,可在上述结果中再加 50%(即×1.5)则为:(15-患者血红蛋白 g%)×体重(kg)×3.3,即为所需补充铁的

mg 数。

微量元素铜参与铁代谢,铜蓝蛋白在铁代谢中起氧化酶作用,有利于铁与运铁蛋白结合运输,缺铜时影响铁的吸收和利用,部分缺铁性贫血患者合并缺铜,如血铜减低,加用铜剂可能有效。

目前较常用的注射铁剂为蔗糖铁 0.1 g,加入生理盐水 100 mL 中,静脉滴注,隔日 1 次。根据缺铁的程度确定用量及疗程,不良反应小。

2. 辅助疗法

(1)缺铁性贫血一般不需输血,输血或输入红细胞仅适用于严重病例,血红蛋白在 30 g/L 以下,症状明显者。心功能不全者则宜少量而多次输血(每次 100 mL),或仅输红细胞。

(2)缺铁患者往往伴有维生素 E 的缺乏,因此铁剂疗效不显著者,可加用维生素 E。

(3)适当补充含蛋白质及铁丰富的饮食,促进康复。

3. 注意事项

(1)寻找引起缺铁性贫血的病因,并加以纠正是治疗缺铁性贫血的关键。大多数缺铁性贫血病例均可检查出病因,少数病例原发病比较隐蔽,应持续观察。缺铁性贫血的治疗,只有明确病因后,根治原发病,同时进食富含铁、维生素 C 的食物,配合铁剂治疗,方可取得满意的疗效。

(2)服用铁剂治疗,血红蛋白恢复正常后仍须继续服药 4 ~ 6 个月,甚至 1 年,以补足铁,否则易复发。

(3)缺铁性贫血是一个渐进的过程,最好在隐性缺铁期或缺铁性贫血早期即开始治疗。

(4)纠正偏食、挑食的不良生活习惯。

第二节 巨幼细胞贫血

巨幼细胞贫血是由于体内缺乏叶酸或维生素 B_{12} 或缺乏内因子引起的一种大细胞性贫血，是因 DNA 合成障碍，以致细胞核的分裂发生障碍。以外周血全血细胞减少、骨髓内出现巨幼红细胞和巨幼粒细胞为特征。

本病归属于中医“虚劳”“血虚”等范畴。

一、临床诊断与治疗

（一）诊断要点

1. 病史

（1）现病史：询问起病的缓急，是否逐渐出现消瘦，有无乏力、头晕、易疲倦、劳动后心悸气短等贫血的症状。是否出现消化道黏膜上皮细胞 DNA 合成障碍的表现，如口腔炎、食管炎、舌炎、舌痛、恶心、呕吐、食欲缺乏、腹胀、腹泻，粪便量多且呈糊状，有无便秘。是否出现皮肤黏膜出血点、鼻出血。有无神经、精神的异常如精神萎靡、急躁易怒、记忆力减退、手足麻木、肢端刺痛，是否出现步态异常、共济失调与妄想痴呆等（称巨幼细胞性痴呆）。女性患者应询问月经情况，了解有无月经过多现象。婴儿应询问哭声情况，了解是否哭声微弱似羊叫。

（2）既往史：了解有无萎缩性胃炎等病史，是否曾行胃肠道手术，有无口炎性腹泻，有无应用避孕药、巴比妥类抗惊厥药、抗叶酸制剂甲氨蝶呤史，有无甲状腺功能亢进症、溶血性贫血、肿瘤病史或血液透析史。

（3）个人史：了解其是否为长期素食者，婴儿是否有喂养不当，女性患者要询问是否有妊娠史。

(4)家族史:一般无特殊。

2. 症状

乏力,头晕,活动后心悸,气短等,食欲缺乏,腹胀。腹泻,便秘,易激动,烦躁等精神症状。

3. 体征

舌面光滑,舌乳头光滑,呈"牛肉样舌"改变,皮肤黏膜苍白,部分患者可有黄疸,合并血小板减少时有皮肤紫癜,约 1/3 患者可有脾大,有精神症状者可有肌肉痉挛,肌张力增加,肌腱反射亢进,肌力减弱,巴氏征可阳性。

4. 检查

(1)血常规检查:贫血呈大细胞性(MCV>0. 1 fl),也可为正常细胞正常色素性。血片中可见红细胞大小不均,以大细胞为主,椭圆红细胞和异形红细胞增多,中性粒细胞分叶过多。网织红细胞正常或轻度增多。严重者可呈全血细胞减少。

(2)骨髓检查:增生活跃,以红系细胞增生为主。各系细胞均呈巨幼变特征,胞体增大,细胞核发育落后于细胞质。可见双核或多核巨幼红细胞。巨晚幼粒细胞和巨杆状核粒细胞在发病早期即可出现。巨核细胞胞体巨大,分叶过多,胞质内颗粒稀少。

(3)生化检查:①叶酸和维生素 B_{12}测定,是诊断的重要依据。血清叶酸<6. 81 nmol/L,红细胞叶酸<227 nmol/L 可诊断为叶酸缺乏。血清维生素 B_{12}<74 pmol/L 可诊断为维生素 B_{12}缺乏。②胆红素代谢,因无效造血,胆红素可轻度升高,尿胆原排出增多。③铁代谢,如不伴有缺铁,多数患者血清铁升高,骨髓内外铁正常或轻度增多。④红细胞酶类,大多数患者的血清乳酸脱氢酶活性升高,其他红细胞酶如苹果酸脱氢酶、葡萄糖-6-磷酸脱氢酶和 α-羟丁酸脱氢酶活性亦升高。⑤其他:维生素 B_{12}吸收试验(Schilling 试验)有助于判断维生素 B_{12}缺乏的原因。脱氧尿核苷抑制试验有助于疑难病例诊断。胃液分析恶性贫血呈真性缺乏,营养性叶酸和

维生素 B_{12} 缺乏在有效治疗后胃酸可恢复正常。

(二)治疗原则

1. 一般治疗

(1)治疗基础疾病,去除病因。

(2)纠正偏食及不良的烹煮习惯,加强营养知识教育。

(3)补充叶酸、维生素 B_{12} 等造血原料。

2. 药物治疗

(1)对于叶酸缺乏性巨幼细胞贫血者,血红蛋白恢复正常即可,不需维持治疗。

(2)对于恶性贫血或胃全部切除的维生素 B_{12} 缺乏性巨幼细胞贫血者需终身维生素 B_{12} 维持。

(三)治疗方案

1. 叶酸缺乏性巨幼细胞贫血

(1)口服叶酸,5 ~ 10 mg/次,3 次/d。

(2)不能口服者予以四氢叶酸钙 5 ~ 10 mg,肌内注射,1 次/d。

(3)同时有维生素 B_{12} 缺乏者,肌内注射维生素 B_{12} 500 μg/d。

(4)血红蛋白恢复正常即可停药,不需维持治疗。

2. 维生素 B_{12} 缺乏性巨幼细胞贫血

(1)肌内注射维生素 B_{12} 500 μg/d,直至血红蛋白恢复正常。

(2)无维生素 B_{12} 吸收障碍者可口服维生素 B_{12} 500 μg/d。

(3)有神经系统表现,治疗维持半年到 1 年。

(4)需终身维持者 100 μg,肌内注射,1 次/d。

(5)贫血严重合并感染,心功能衰竭者应输血纠正贫血。

二、病因病机与治法

（一）病因病机

1. 脾胃虚弱

脾胃为后天之本，胃主受纳，脾主运化。脾胃虚弱，则运化失常，饮食中精微不能化生为血，久之致成血虚，发为本病。

2. 气血亏虚

脾胃亏损，水谷精微不足以生血，致为血虚，血为气之母，气赖血以附，血虚则气无以附，故致气血两虚而致本病。

3. 饮食偏嗜

长期偏嗜，或饮食习惯不良等，食物营养不充，所含精微之物匮乏，而致营养成分不足，终致本病发生。

（二）辨证论治

1. 气血亏虚证

(1)主症：头晕目眩，少气懒言，乏力自汗，心悸怔忡，失眠多梦，食少纳呆，面色淡白或萎黄，唇甲色淡，舌淡而嫩，脉细弱。

(2)治法：益气补血。

(3)处方：八珍汤。7 剂，每日 1 剂，分 2 次煎服。人参 9 g，白术 9 g，茯苓 9 g，甘草 5 g，当归 9 g，白芍 9 g，熟地黄 9 g，川芎 9 g。

(4)加减：气虚明显者，加黄芪、山药、白扁豆；血虚明显者，加何首乌、阿胶；血虚甚并见阴虚证者，加生地黄、枸杞子、桑椹。

2. 脾胃虚弱证

(1)主症：食少纳呆，腹胀泄泻，肢体倦怠，少气懒言，胸脘痞闷，心悸气短，或水肿，或消瘦，面色萎黄或苍白，唇甲色淡苔白，脉缓弱。

(2)治法：益气健脾养血。

(3)处方：参苓白术散。7 剂，每日 1 剂，分 2 次煎服。莲子 9 g，薏苡仁 9 g，砂仁 6 g，桔梗 6 g，白扁豆 12 g，茯苓 15 g，人参

15 g,甘草 9 g,白术 15 g,山药 15 g。

(4)加减:偏于气血亏虚者,加黄芪、何首乌、熟地黄;食欲缺乏,食后腹胀者,加陈皮、莱菔子、焦三仙;伴阴虚火旺者,加牡丹皮、生地黄、银柴胡。

3. 心脾两虚证

(1)主症:心悸怔忡,少气懒言,食少纳呆,失眠多梦,眩晕健忘,神倦乏力,腹胀便溏,或皮下出血,妇女月经量少色淡,淋漓不尽等,面色萎黄,唇甲色淡,舌质淡嫩,脉细弱。

(2)治法:益气健脾,养心安神。

(3)处方:归脾汤。7 剂,每日 1 剂,分 2 次煎服。黄芪 12 g,党参 10 g,白术 9 g,茯苓 9 g,龙眼肉 12 g,当归 9 g,陈皮 10 g,甘草 3 g。

(4)加减:血不养心,心悸明显者加麦冬、天冬、柏子仁;气机不畅,腹部胀满者,加陈皮、砂仁;血虚症状明显者,重用当归或加用熟地黄、何首乌。

4. 心肝两虚证

(1)主症:心悸健忘,失眠多梦,眩晕耳鸣,肢体麻木,两目干涩,视物模糊,肢体震颤、拘挛,妇女月经量少,面色不华,唇甲色淡,舌淡苔白,脉细弱。

(2)治法:补血安神养肝。

(3)处方:四物汤。7 剂,每日 1 剂,分 2 次煎服。熟地黄 12 g,当归 9 g,白芍 9 g;川芎 6 g。

(4)加减:若兼气虚,加人参、黄芪;以瘀血为主者,加桃仁、红花;血虚有热者,加黄芩、牡丹皮;肝血不足,视物模糊者,加枸杞子、决明子。

(三)中成药处方

(1)十全大补丸,1 盒,口服,水蜜丸 6 g/次,大蜜丸 1 丸/次,2 ~ 3 次/d。

组成:党参、白术、茯苓、肉桂、甘草、当归、川芎、白芍、熟地黄、黄芪。

功效:温补气血。

主治:气血两虚型巨幼细胞贫血。

(2)参苓白术散,1 盒,冲服,6 ~ 9 g/次,2 ~ 3 次/d。

组成:人参、茯苓、白术、山药、白扁豆、莲子、薏苡仁、砂仁、桔梗、甘草。

功效:补脾胃,益肺气。

主治:巨幼细胞贫血的脾虚夹湿证。

三、中西医结合

(一)思路

由于本病多由叶酸、维生素 B_{12} 缺乏所致,故与患者的饮食习惯有密切关系,在用西药补充治疗的同时,配合中药汤剂治疗及药膳调理,可起到事半功倍的效果。

(二)处方

1. 处方一

八珍汤 7 剂,每日 1 剂,分 2 次煎服。配合叶酸 5 ~ 10 mg,3 次/d,口服。

八珍汤组成:党参 15 g,白术 10 g,茯苓 15 g,甘草 6 g,当归 10 g,熟地黄 10 g,白芍 10 g,川芎 15 g,五味子 6 g,陈皮 6 g,大枣 5 枚。

2. 处方二

十四味建中汤 7 剂,每日 1 剂,分 2 次煎服。配合维生素 B_{12} 100 μg,肌内注射,1 次/d。

十四味建中汤组成:党参 15 g,白术 10 g,茯苓 15 g,黄芪 15 g,白芍 10 g,麦冬 10 g,肉桂 3 g,川芎 10 g,附片 6 g,肉苁蓉 10 g,制半夏 10 g,甘草 6 g。

四、注意事项

(1)如合并感染者应给予必要的抗生素,中医宜在补益气血,培护正气的同时配合清热解毒、清热祛湿等法治疗,并与抗生素联合应用。若因血小板减少而见出血者,中医宜用清热凉血止血、滋阴凉血、益气摄血等法治疗,同时应用提升血小板的药物,贫血严重者可配合输血,由本病引发心力衰竭者,可输注浓缩红细胞并加服利尿药。

(2)对于轻、中度贫血者,经及时有效的治疗可痊愈,对于中度贫血者,可分次小量输入全血或浓缩红细胞,缺铁者应同时补铁。还可配合促进消化的药物及维生素等。

(3)当经中西医结合治疗,血常规好转,贫血得到改善并稳定好转时,可用中药巩固调理。

第三节 再生障碍性贫血

再生障碍性贫血简称再障,是由多种原因或未明原因引起骨髓造血功能衰竭,导致全血细胞减少为主要表现的血液系统常见病。临床表现以贫血、出血、感染为主要特征。依据其发病急缓、病情轻重及骨髓受损程度等情况,临床分为急性再障和慢性再障。

一、临床表现

再障发病以青壮年居多。急性再障起病急剧,病程较短,病情进展迅速,常有严重感染、明显出血和重度贫血,又称重型再障Ⅰ型。慢性再障起病较缓,病程较长,进展大多缓慢,部分患者病程长达 10 年以上。病程中如病情恶化,出现急性再障的表现,则称为重型再障Ⅱ型。

1. 贫血

急性再障贫血呈进行性加重,慢性再障贫血多不十分严重,呈一慢性过程,经过输血可以改善,血红蛋白可有升高,但短时间后,血红蛋白又可能有下降趋势。常见贫血症状为衰弱无力、头昏、心悸等。

2. 发热

慢性再障约半数患者可有发热,以低、中度发热多见,但高于39 ℃的发热者比较少,且每次发热时间短,很少有持续1周以上者。发热的主要原因是感染,其中以上呼吸道感染和不明原因的感染(未发现感染灶)最常见,其次为齿龈炎、支气管炎,而肺炎、败血症等严重感染常见于急性再障。

3. 出血

急性再障皮肤黏膜出血严重而广泛,60%以上的病例有内脏出血,颅内出血发生率高,此时可出现剧烈的头痛和呕吐等症状。慢性再障出血倾向较轻,以表浅出血为主,出血多表现为齿龈、鼻腔、皮下出血,女性患者可有阴道出血,内脏出血甚少,其出血倾向比较容易控制。

4. 并发症

长期中、重度贫血可引起心功能不全;感染不能及时控制可并发败血症,甚至发生感染中毒性休克;严重出血易并发颅内出血而危及生命。另外反复长期输血可诱发血色病。

二、病因病机

急性再障属于中医学“急劳”“血枯”“血证”等范畴,而慢性再障属于中医学“虚劳”“血证”“髓劳”“虚损”等范畴。多因禀赋不足,肾气虚弱,肾不藏精,精不化血,血无所生,而生虚劳诸症;或后天失养,饮食不节,房劳过度,积劳内伤,形神过耗,渐至元气亏损,精血虚少,脏腑机能衰退,气血生化不足,或邪毒侵袭,火热炽盛,骨髓被灼，精亏髓枯，无以化血而致贫血；正邪相争而发热；邪热炽盛，迫血妄行，或阴虚内热，灼伤脉络则见出血诸症；热毒炽盛，上扰神明，则躁动神昏，甚则热闭心包，昏不知人，则为危候。

三、诊断与鉴别诊断

1. 诊断

（1）有贫血、出血、感染等症状。急性再障呈进行性贫血，常伴有严重感染，内脏出血；慢性再障以贫血为主，感染、出血较轻。

（2）全血细胞减少，网织红细胞绝对值减少。

（3）一般无肝脾肿大。

（4）骨髓至少 1 个部位增生减低或重度减低（如增生活跃，须有巨核细胞明显减少），骨髓小粒非造血细胞增多；骨髓活检显示造血组织减少，脂肪组织增加。

（5）能除外引起全血细胞减少的其他疾病。如阵发性睡眠性血红蛋白尿症、骨髓增生异常综合征中的难治性贫血、急性造血功能停滞、骨髓纤维化、急性白血病、恶性组织细胞病等。

（6）一般抗贫血药物治疗无效。

2. 鉴别诊断

（1）骨髓增生异常综合征（MDS）：临床也表现为贫血、出血及发热，血象示全血细胞减少，部分病例骨髓增生减低，但骨髓中可出现原始或幼稚细胞增多，并有病态造血现象，骨髓活检可有不成熟前体细胞异位和网状蛋白纤维增多等改变，与再障可以鉴别。

（2）阵发性睡眠性血红蛋白尿症（PNH）：PNH 不发作型临床表现为慢性贫血，有的病例全血细胞减少，易与再障混淆。但 PNH 出血少见，程度也轻，常有黄疸，网织红细胞高于正常，骨髓多呈幼红细胞增生象，酸化血清溶血试验（Ham 试验）、糖水试验、尿含铁血黄素试验呈阳性反应，血细胞膜上 CD55 与 CD59 表达降低。

（3）低增生性急性白血病：多见于老年人，病程进展多为缓慢，肝、脾、淋巴结一般不肿大，外周血呈全血细胞减少，骨髓象灶性增生减低，但原始细胞百分率增高已达诊断为急性白血病的标准。

（4）恶性组织细胞病：多有高热，出血严重，晚期可有肝大、黄疸。骨髓中有异常的组织细胞。

四、实验室检查

1. 血象

全血细胞减少，急性再障白细胞降至 1.0×10^9/L，淋巴细胞比例增多，达 60% 以上，中性粒细胞极度减少，血小板可少于 10×10^9/L，网织红细胞少于 1%，甚至为 0。慢性再障白细胞多数为 2.0×10^9/L 左右，中性粒细胞为 25% 左右，极度减少，血小板在 10×10^9/L～20×10^9/L，网织红细胞多 >1%，血红蛋白多在 60 g/L 左右。

2. 骨髓涂片

骨髓穿刺物中，骨髓颗粒减少，脂肪滴增多。大多数患者多部位穿刺涂片呈现增生不良，粒系及红系减少，淋巴细胞、浆细胞、组织嗜碱细胞相对增多，巨核细胞减少。

3. 骨髓活检

骨髓增生不良，红骨髓显著减少，被脂肪组织所代替，造血细胞总数和粒、红、巨三系细胞数均可减少，并可见非造血细胞分布在间质中。

4. 其他检查

可以见到中性粒细胞碱性磷酸酶活性增高；血清铁升高，总铁结合力下降，转铁蛋白饱和度增加；血中促红细胞生成素高于正常。

五、临床治疗

(一)中医运用辨证论治

1. 急劳髓枯

主要证候:起病急骤,进展迅速,头晕乏力,面色苍白,心悸气短,甚或高热不退,神昏谵语,全身泛发紫斑,齿、鼻衄血,或尿血便血,或月经量多,甚或头痛昏迷。舌质红绛,苔黄,脉洪大数疾或虚大无力。

基本病机:正气亏虚,邪毒侵袭,火热炽盛,精亏髓枯。

治则治法:清热解毒,凉血止血。

常用方剂:犀角地黄汤(《备急千金要方》)合黄连解毒汤(《外台秘要》)加减。

基本药物:水牛角(先煎)30 g,生地黄 15 g,炒牡丹皮 15 g,炒赤芍药 12 g,炒黄柏 12 g,小川连 3 g,茜草根 15 g,炒山栀 9 g,炒枳壳 6 g,生甘草 10 g。

2. 脾肾阴虚

主要证候:面色苍白,全身乏力,手足心热,低热,盗汗。轻者出血较轻,重者出血明显,皮下、口鼻均可出血,甚至眼底及内脏出血。腰酸腿软,大便干结,尿黄。舌质淡或舌红少苔,脉滑数或细数。

基本病机:脾肾亏虚,脾不生血,肾不生髓,阴血无源。

治则治法:健脾益肾,滋养阴血。

常用方剂:大补元煎(《景岳全书》)加减。

基本药物:熟地黄 15 g,怀山药 15 g,山茱萸 15 g,龟版 15 g,太子参 18 g,杜仲 15 g,女贞子 15 g,当归 12 g,枸杞子 15 g。

3. 脾肾阳虚

主要证候:面色苍白,全身乏力,畏寒喜暖,手脚冷凉,腰酸膝软,夜尿多,性欲减退,阳痿遗精,大便稀溏,面浮肢肿。舌质淡、体胖、边有齿痕,脉沉细或细弱。

基本病机:脾肾阳虚,精血无源。

治则治法:健脾温肾,填精益髓。

常用方剂:右归丸(《景岳全书》)加减。

基本药物:熟地黄 15 g,怀山药 15 g,山茱萸 15 g,杜仲 15 g,菟丝子 15 g,制附子(先煎)9 g,鹿角胶(烊化)9 g,肉桂 6 g,黄芪 30 g,党参 15 g,当归 12 g,枸杞子 15 g。

4. 阴阳两虚

主要证候:面色苍白,全身乏力,五心烦热,盗汗,自汗,畏寒肢冷,口渴咽干或渴不思饮,便溏,少量出血。舌淡苔白,脉细数或虚大而数。

基本病机:阴阳俱损,精血匮乏。

治则治法:健脾益肾,阴阳双补。

常用方剂:金匮肾气丸(《金匮要略》)、二至丸(《医方集解》)加减。

基本药物:熟地黄 15 g,山茱萸 15 g,制附子 6 g(先煎),仙灵脾 12 g,补骨脂 15 g,茯苓 15 g,牡丹皮 12 g,黄芪 30 g,当归 12 g,女贞子 15 g,旱莲草 15 g,枸杞子 15 g。

5. 单方验方

胎盘牛髓粉,取新鲜胎盘 1 个,烤干研粉,与牛骨髓粉、怀山药粉各 250 g,加蜂蜜适量(约 200 mL 左右)共同搅匀,蒸熟,每日服 2 次,每次 2 ~3 匙。

(二)西医运用对症处理

(1)病因治疗:去除可能导致骨髓损害的一切物质,停用抑制骨髓造血和影响血小板功能的药物,如有病因可寻,积极予以相应的治疗。

(2)一般治疗:清洁皮肤、口腔、肛门,预防感染;给予易消化的饮食;尽量减少肌肉注射。急性再障隔离护理,最好进层流洁净室治疗。

(3)成分输血:贫血严重,血红蛋白低于 60 g/L 者,可输注新鲜去白红细胞悬液 100～200 mL;血小板计数低于 $20×10^9$/L 且有明显出血症状时,应输注单采血小板悬液。

(4)控制感染:有感染征象时,应尽早取标本作细菌培养,并用广谱抗生素进行强有力的治疗;严重中性粒细胞减少,可注射造血细胞生长因子(GM-CSF、G-CSF),每日 150～300 μg。

(5)止血治疗:血小板减少、出血明显者,除输注血小板外,可以采用止血敏、安络血等止血药物。出血严重合并感染、输血小板无效者,可静滴大剂量丙种球蛋白,每日用量 0.4 g/kg,连用 5 d,或每日 1 g/kg,连用 2 d。

(6)雄激素和免疫抑制剂:慢性再障选用雄激素,也可合用免疫抑制剂。雄激素疗程一般不少于半年,但应注意肝损伤等毒副反应。可选择下列药物:康力龙 2 mg,每日 3 次口服;安雄每日 120～160 mg;分 3～4 次口服;达那唑 200 mg/次,每日 2～3 次口服;丙酸睾丸酮 50～100 mg/次,每日 1 次,肌肉注射。长效睾丸酮(TLD)250 mg/次,肌肉注射,每周 1 次。急性(重型)再障可选用免疫抑制剂,环孢素 A(CsA)剂量每日 3～6 mg/kg,连续使用 3～6 个月。不良反应有肝、肾毒性作用,多毛,肌肉震颤等。

再障病因不甚明确,一般认为与药物因素、化学毒物、电离辐射、病毒感染有关,治疗时应积极消除致病因素。用雄激素和免疫抑制剂治疗有明显肝、肾毒副反应的患者,常与中医药结合治疗以提高疗效,减少毒副作用;用雄激素和免疫抑制剂治疗无效的病例以中医药治疗为主,以补肾为中心,配合健脾、化瘀、解毒、泻肝、祛湿等治法,具有较好的疗效。认清本病各证型证候特征以及发生发展演变规律,发挥中医辨证施治优势,结合现代医学先进技术方法,宏观辨证与微观辨病相结合,进一步提高中西医理论与实践结合的研究,有待开发出有独特疗效、又不失辨证论治的系列成药,使中医、中西医结合治疗再障的疗效再上一个台阶。

第三章 白细胞疾病

白细胞疾病迄今缺乏统一的分类标准，比较实用的分类是将白细胞疾病分为白细胞量的异常（多为良性白细胞疾病）、白细胞质的异常（常为先天性白细胞功能缺陷性疾病）和骨髓增生异常（多与血液肿瘤相关）三大类，但是前两种也有恶性肿瘤性病变。本章主要讲述白细胞减少症、慢性粒细胞白血病以及急性白血病。

第一节 白细胞减少症

外周血白细胞 $<4.0\times10^9/L$ 时称为白细胞减少症。循环中的白细胞包括多种不同类型的细胞：中性粒细胞、单核细胞、嗜碱性粒细胞、嗜酸性粒细胞和淋巴细胞，每一种细胞具有其独特的功能，总的白细胞计数正常并不代表其中所有细胞类型计数均正常。白细胞中中性粒细胞占绝大多数，因此通常所说的白细胞减少可等同于中性粒细胞减少。外周血中性粒细胞绝对值在成年人 $<2.0\times10^9/L$，儿童 $<1.5\times10^9/L$ 者称为中性粒细胞减少。年龄、活动、遗传和环境因素均可以影响血中性粒细胞计数。如果粒细胞严重减少（$<0.5\times10^9/L$）时称为粒细胞减少症。

中性粒细胞是机体抵抗感染的重要因素，因此中性粒细胞减少使感染的危险明显增加。感染的危险与中性粒细胞减少的程度和持续的时间呈正相关，中性粒细胞计数为$(0.5\sim1.0)\times10^9/L$时，感染发生率为14%；中性粒细胞计数$<0.1\times10^9/L$时感染发生率升高至24%～60%。中性粒细胞减少时间越长，下降速度越快，感染的可能性越大。粒细胞减少如果持续5周以上，感染的发生率几乎达到100%。目前认为，中性粒细胞计数$<0.5\times10^9/L$的时间达到10 d以上是发生反复严重感染的阈值。此外，与骨髓增生尚可而外周血中性粒细胞破坏增多导致的中性粒细胞减少症患者相比，骨髓中性粒细胞前体细胞受损导致的中性粒细胞减少症患者，其感染概率明显升高。同时伴有单核细胞减少、淋巴细胞减少和低丙种球蛋白血症者感染的概率也增加。皮肤黏膜的完整性、营养状况等也影响感染的发生。

一、病因

中性粒细胞减少症的病因分为外在获得性因素导致的中性粒细胞减少和造血干祖细胞内在缺陷引起的中性粒细胞减少。后者相对少见，多数是先天性遗传缺陷。

1.获得性中性粒细胞减少症

(1)药物导致的中性粒细胞减少症：药物导致的中性粒细胞减少是骨髓造血能力下降最常见的原因。在美国，约72%的粒细胞缺乏症与应用普鲁卡因胺、抗甲状腺药物及柳氮磺吡啶等药物治疗有关。

多数药物通过与用药剂量相关的骨髓抑制引起粒细胞缺乏症。此种作用是非选择性的，可以累及多种造血干细胞和其他一些增生迅速的细胞如胃肠道上皮细胞。患者接受多种药物治疗，或者由于肾功能受损或代谢缓慢而使血药浓度升高则更易发生。常见药物有抗心律失常药物（普鲁卡因胺、普萘洛尔、奎尼丁、妥卡尼）；抗菌药（氯霉素、青霉素、对氨基水杨酸、利福平、万古霉素、异烟肼、呋喃妥因及磺胺类）；抗疟药（4,4-二氨二苯砜、奎宁、乙胺嘧啶);抗惊厥药(苯妥英钠、3-甲基苯乙妥因、三甲双酮、乙琥胺、卡马西平);降血糖药物(甲苯磺丁脲、氯磺丙脲);抗组胺药(甲氧氯普胺、马来酸溴苯吡胺、曲吡那敏);降血压药(甲基多巴、卡托普利);抗炎药(氨基比林、保泰松、金盐、布洛芬、吲哚美辛);抗甲状腺药(丙硫氧嘧啶、甲巯咪唑、硫氧嘧啶);利尿药(乙酰唑胺、氢氯噻嗪、氯噻酮);酚噻嗪类(氯丙嗪、丙嗪、甲丙氯拉嗪);免疫抑制药;抗代谢药类;细胞毒药物(烷化剂、抗代谢药、蒽环类药物、长春碱类、顺铂、羟基脲、放线菌素 D),以及其他药物(基因重组干扰素、别嘌醇、左旋咪唑、青霉胺)。

另有一些药物在多数患者应用中不出现骨髓抑制,但相同剂量在某些特定的患者则出现骨髓造血功能受损或引起外周血中性粒细胞的破坏,为非剂量依赖性。其发病机制被认为是特异体质或免疫介导,且女性发病多于男性,老年人多于年轻人。中性粒细胞减少可以在用药的任何时候出现,但一般存在既往接触史,再次应用同一药物早期即可发生。

(2)放射及各种化学物质导致的中性粒细胞减少症:放射治疗可导致急性和慢性的骨髓抑制而出现中性粒细胞减少,并隐匿发生骨髓增生异常综合征和急性髓细胞性白血病的危险。化学物品(如苯)也可导致急性和慢性中性粒细胞减少症,而且进而发生急性髓细胞性白血病的危险性增加。

(3)感染相关性中性粒细胞减少症:病毒感染是粒细胞减少的常见原因,尤其在儿童,一般起病数日后出现,持续数周,常见病毒如麻疹病毒、水痘-带状疱疹病毒、风疹病毒、甲型肝炎病毒、乙型肝炎病毒、EB 病毒、流感病毒、巨细胞病毒等也可引起粒细胞减少。其他病原(如细菌、原虫、立克次体等)也可引起中性粒细胞减少。其致病机制主要是粒细胞生成减少、外周血分布异常和破坏增加。部分病例可以出现病毒相关抗体导致迟发的免疫性粒细胞减少症。登革热、麻疹和其他病毒感染时,中性粒细胞黏附于病变内皮细胞。严重革兰氏阴性细菌感染时，中性粒细胞减少的原因除了感染灶局部消耗外，黏附于内皮细胞也是原因之一。结核、布氏杆菌病、伤寒、疟疾、黑热病等慢性感染可因脾大，“扣留”白细胞引起白细胞减少。

多数急性呼吸窘迫综合征患者同时存在贫血和中性粒细胞减少症，血小板减少的发生率也达约 30%。高达 8% 的无症状携带人类免疫缺陷病毒的患者合并中性粒细胞减少。骨髓检查大多增生活跃，淋巴样细胞和浆细胞增多，粒细胞常发育不良。发病机制被认为是骨髓的无效造血所致。

(4)脾大伴中性粒细胞减少症：伴有脾大和中性粒细胞减少的常见疾病包括淋巴瘤、结核、疟疾、黑热病等。常伴血小板和血红细胞减少。脾脏“扣留”白细胞是主要的发病机制，脾脏切除后中性粒细胞即可恢复正常。但需行脾切除术者很少，原发病控制后大多能纠正。

(5)骨髓造血空间不足：大量肿瘤细胞殃及骨髓，占据正常的骨髓空间，引起中性粒细胞减少。常见的为前列腺癌、乳腺癌、胃癌和肺癌等实体瘤，以及血液系统恶性肿瘤(如急性白血病)。同理，特发性和继发性骨髓纤维化患者的骨髓中成纤维细胞增生过度，也可因为空间效应导致中性粒细胞减少。

(6)慢性良性中性粒细胞减少症：又称特发性中性粒细胞减少症。发病年龄从儿童到老年，临床表现各异。中性粒细胞计数一般在$(0.2\sim0.5)\times10^9/L$，骨髓检查往往正常，或增生稍低下，幼稚细胞比例增高伴成熟障碍。外周血单核细胞常增多，不伴有肝脾大，无感染、炎症、肿瘤等引起中性粒细胞减少的原发病。不论中性粒细胞减少的程度如何，患者临床过程良好，可能与骨髓造血能力尚存有关，氢化可的松刺激试验阳性可证实之。部分患者血中可检出抗中性粒细胞抗体，抗中性粒细胞抗体阴性者大多存在抗髓系前体细胞抗体。有学者报道，特发性中性粒细胞减少症患者尽管不能检出抗成熟中性粒细胞的抗体,但能检出抗早幼粒细胞白血病系白细胞介素-60 细胞的抗体。骨髓细胞遗传学检测也属正常。

糖皮质激素、细胞毒药物及切除脾脏均可使中性粒细胞数目增加。粒细胞集落刺激因子已成功用于治疗特发性中性粒细胞减少症,明显减少感染率。但由于患者大多呈良性过程,以提高中性粒细胞计数为目的的治疗应当避免。

(7)婴幼儿期慢性良性中性粒细胞减少症:它是慢性良性中性粒细胞减少症的一个亚型。尽管有严重的中性粒细胞减少,但感染的概率并未增加。患者成熟中性粒细胞减少往往伴有骨髓中粒细胞前体细胞增多。其发病中位年龄是 8 个月,90% 在 14 个月以前发病,但有时可延至 3 岁。男女发病率为 2 ∶ 3,与产次无关,出生时中性粒细胞往往正常,没有明确家族史。如果同时应用免疫荧光法和凝集法检测,98% 的患者可以检出抗中性粒细胞抗体。目前仍不明确其机制,但病程后期随着抗中性粒细胞抗体的逐渐消失,疾病逐渐缓解,免疫抑制治疗的有效,可能存在异常的免疫机制。

许多罹患本病的儿童在中性粒细胞$<0.2\times10^9$/L 时可出现化脓性中耳炎,说明中性粒细胞在感染局部仍然可以明显聚集。中性粒细胞在 0.2×10^9/L 以下长达数月而不出现发热的患者也不少见。部分患者可以发现中性粒细胞活动能力障碍,此类情况则称为惰性白细胞综合征。

(8)高血压母亲所生的婴儿中性粒细胞减少症:即高血压母亲所生婴儿粒细胞计数$<0.5\times10^9$/L。约 49% 的高血压母亲的新生儿可以出现中性粒细胞减少并持续 1 h ~ 30 d。母亲高血压程度越高,或者出现宫内发育迟缓时,发生中性粒细胞减少的可能性越大,其机制不明。血小板减少也可见到,患儿骨髓增生受抑,感染的可能性轻度增加。粒细胞集落刺激因子可使中性粒细胞升高。

(9)纯白细胞再生障碍性贫血:纯白细胞再生障碍性贫血少见,以严重感染和中性粒细胞减少为特征。部分患者在胸腺瘤切除术后数年发生纯白细胞再生障碍性贫血。骨髓检查粒系几乎完全缺如,而红系和巨核系增生正常。纯白细胞再生障碍性贫血与中性粒细胞减少症和科斯特曼(Kostmann)综合征不同,后者仅仅是成熟粒细胞减少而前体细胞可见。患者血清可检出抑制粒-单核细胞集落生成的 IgG 和胞抗体,在骨髓恢复期则消失。纯白细胞再生障碍性贫血可见于布洛芬治疗时,停用布洛芬后病情可以缓解。氯磺丙脲治疗时也可出现纯白细胞再生障碍性贫血。纯白细胞再生障碍性贫血合并胸腺瘤时,切除肿瘤可能对治疗有效。其他治疗包括糖皮质激素、环孢素、环磷酰胺和静脉输注 IgG 均有效。

(10)淋巴细胞增多症和中性粒细胞减少症:约 80% 的淋巴细胞增多症患者可以出现中性粒细胞减少和反复感染的表现。一般发病年龄为 55~65 岁,但儿童也有发病的报道。部分患者有类风湿关节炎的病史。多数患者脾大,肝大和淋巴结肿大则少见。外周血常规可见淋巴细胞增多,一般不超过 $20\times10^9/L$;多数为大颗粒淋巴细胞。骨髓增生正常,但中幼粒细胞及以下中性粒细胞成熟障碍,淋巴细胞增多。淋巴细胞表达 CD2、CD3、Fc、HNK-1,但 CD5 阴性,尚有一定量的自然杀伤(NK)细胞。患者临床经过良好,最长存活达 20 年。死因一般是淋巴增生性疾病的进展和继发于中性粒细胞减少的败血症。静脉注射 IgG 可以使抑制性 T 细胞和自然杀伤细胞活性下降,同时中性粒细胞数目增多。部分患者环孢素治疗也有效。

2. 骨髓造血细胞内在因素导致的中性粒细胞减少

(1)周期性中性粒细胞减少症:周期性中性粒细胞减少症少见,以周期性中性粒细胞减少为特征,可以伴发热、乏力、食欲缺乏、淋巴结肿大、黏膜溃疡。白细胞的其他成分、网织红细胞和血小板也可有相应的波动，一般 15～35 d 为 1 个周期。感染严重程度与中性粒细胞减少程度平行，患者临床经过多数良好，但有部分患者死于感染。多从婴儿期起病，部分病例可有家族聚集现象，有人认为系常染色体显性遗传。另有少数患者发病年龄较晚，被认为是获得性的，其中部分患者可以伴发大颗粒淋巴细胞的克隆性增生。男女发病无差别。发作可以持续数年，但是随时间延长，严重程度逐渐下降。发作期间骨髓检查提示增生低下，髓细胞成熟障碍。

目前认为，本病是造血干细胞调控障碍所致。骨髓移植已成功治愈本病的动物模型，而且患者作为骨髓移植供者时，受者可以发病。施瓦赫曼-戴蒙德（Shwachman-Diamond-Oski）综合征和淋巴细胞增多症也可出现周期性中性粒细胞减少。

本病应与不伴中性粒细胞减少的周期性发热相鉴别。周期性血中性粒细胞计数的变化是诊断的基础，中性粒细胞减少的最低点通常持续 3～5 d，因此应每周检测血常规至少 2 次，连续 8 周，否则易于漏诊。中性粒细胞的最低值一般$<0.2\times10^9/L$，周期多为 15～35 d。在血中性粒细胞恢复$>0.5\times10^9/L$ 的时候，多数患者主诉症状好转。中性粒细胞最低值在 $0.5\times10^9/L$ 以上的患者并不少见，这些患者通常无任何症状和体征。

（2）种族性或良性家族性中性粒细胞减少症：部分民族中可以见到中性粒细胞减少症呈家族性聚集，一般为轻度减少，不增加感染的危险性。通常骨髓增生活跃。本病在美国黑种人、南部非洲黑种人、也门犹太人中均可见到。尽管本病临床表现良好，但也有报道部分患者出现牙周感染。病情相对较轻，一般伴有全血细胞减少。部分患者可以演化为骨髓增生异常综合征。

（3）白细胞异常色素减退（Chediak-Higashi）综合征：是一种少见的常染色体隐性遗传病，以中性粒细胞减少、趋化能力异常、自然杀伤细胞功能异常为特征。患者易反复感染。可伴淋巴增生性疾病、出血倾向、部分性白化病、进行性神经系统受损。中性粒细胞、单核细胞、淋巴细胞等多种细胞内出现巨大颗粒可以提示诊断。

(4)先天性骨髓粒细胞缺乏症/中性粒细胞减少症：为罕见的常染色体显性遗传疾病。该病以严重的反复感染、中性粒细胞减少和骨髓造血细胞增生异常为特征，同时合并淋巴细胞减少，白细胞计数通常$<1.0\times10^9/L$。细胞形态上可见核分裂过多或核固缩，胞质出现空泡，提示骨髓中粒细胞前体凋亡加速。多数患者中性粒细胞迁移功能也存在异常。有人认为，该症与婴幼儿中性粒细胞减少综合征有一定程度的重叠。该症多见于儿童期，但也有1例报道迟至34岁发病。粒细胞集落刺激因子或粒细胞-巨噬细胞集落刺激因子治疗效果良好，部分患者进展为骨髓增生异常综合征。另外，惰性白细胞综合征以中性粒细胞在骨髓中堆积为表现，细胞形态正常，主要原因是中性粒细胞从骨髓向外周血趋化能力障碍。目前尚未证实其基因和分子生物学发病机制。

(5)糖原贮积症Ⅰb型：系常染色体隐性遗传，以低血糖症、肝脾大、癫痫发作、发育障碍为特点。中性粒细胞减少仅见于糖原贮积症Ⅰb型，不见于糖原贮积症，主要死因是反复感染。周围血中性粒细胞减少但骨髓正常。中性粒细胞还存在氧爆发和趋化能力障碍。基因缺陷位于染色体11q23，可以导致细胞间糖转运蛋白缺陷。粒细胞集落刺激因子治疗有效，同时可以改善本病相关的炎性肠病。

(6)遗传性叶酸、维生素B_{12}、转钴胺素Ⅱ缺乏导致的中性粒细胞减少：它是一组维生素B_{12}依赖性甲基丙二酰基辅酶A变位酶和蛋氨酸合成酶的功能障碍导致的先天性疾病，造血功能缺乏导致三系细胞减少。

(7)先天性角化不良症：系X连锁遗传性疾病，表现为皮肤异常和轻度中性粒细胞减少。部分患者出现全血细胞减少。骨髓增生低下,部分研究提示中性粒细胞减少可能为免疫机制所致。

(8)其他:中性粒细胞减少也可以作为其他骨髓造血功能异常的一部分,如骨髓增生异常综合征、范可尼贫血、再生障碍性贫血等。通常除了中性粒细胞减少的症状外,尚有其他原发病的症状。

二、临床表现

中性粒细胞减少症的症状往往不具有特异性,如乏力、头晕、头痛。中性粒细胞计数 $>1.0\times10^9/L$ 或仅为一过性减少的患者通常不出现症状。严重和持续的中性粒细胞减少时出现严重感染的概率明显增加,其中尤以细菌感染为主。中性粒细胞减少症患者的感染源通常来自其体内,肺、泌尿生殖系统、肠道、口咽和皮肤是最常见的感染部位。正常情况下,存在于这些部位的寄生虫原体在严重中性粒细胞减少时造成感染。反复感染并长期和反复抗菌治疗患者则通常由医源性或机会性病原菌引起感染。中性粒细胞的功能主要是介导对感染局部的炎症反应,因此在中性粒细胞减少症患者中,通常在感染时出现的症状和体征除发热外常常较轻甚至缺如。此种情况下,伴有中性粒细胞减少的严重细菌性肺炎的患者最初可能无呼吸道症状或仅咳非脓性痰,而胸部 X 射线检查可能正常或只有轻微的浸润性病变;肾盂肾炎的患者可能没有脓尿的表现;细菌性咽炎的患者口咽部可能没有脓性分泌物;患严重皮肤细菌性感染的患者可仅有红皮病样表现而不出现痛、肿。那些发生在正常人易被局限化的感染,在中性粒细胞减少症患者中可很快播散,甚至发展为败血症。单纯中性粒细胞减少症患者对原虫、病毒和真菌的易感性并不增加,除非同时合并其他免疫学异常。长期抗感染治疗后则易并发真菌感染。

三、辅助检查

1. 血常规

白细胞<4×10^{9}/L，中性粒细胞减少，血红蛋白及血小板可正常。

2. 骨髓象

骨髓象无特异性，骨髓增生度可减低、活跃。

3. 骨髓干细胞体外培养

骨髓中骨髓粒单核细胞祖细胞培养的生长特点对鉴别是否为干细胞增殖缺陷，体液因素异常有一定意义。

4. 血清溶菌酶测定

血清溶菌酶主要来自中性粒细胞和单核细胞的崩解，故溶菌酶升高可作为外周血中性粒细胞破坏过多的证据。

5. 白细胞抗体测定

常用白细胞凝集试验，间接反映粒细胞是否遭受破坏。

6. 粒细胞寿命测定

一般采用核素标记法，技术设备要求较高，难以普及。

7. 肾上腺素试验

1∶1 000 肾上腺素 0.3 mL，皮下注射，注射前、注射后 20 min 各做白细胞计数 1 次，如粒细胞绝对值增加至注射前的 1 倍以上，且患者无脾大，则为阳性，说明患者可能为假性中性粒细胞减少症，循环池的粒细胞迁移至边缘池。

四、诊断与鉴别诊断

1. 诊断

对中性粒细胞减少症的诊断首先应该考虑其严重程度及起病时的临床状况。患有脓毒症和严重中性粒细胞减少症的患者应在进行病灶部位或血液的细菌培养之后迅速静脉应用抗生素进行治疗,而不必等待细菌培养结果。如果其中性粒细胞减少症是首次被发现,不可能立刻断定中性粒细胞减少症出现于脓毒症之前,或者只是针对感染本身出现的暂时性反应。在这样的病例中,检查外周血涂片和进行白细胞分类计数有所帮助。外周血中杆状核细胞的分类比例增加到 20% 以上提示骨髓有足够的粒细胞生成能力。因此,推测或者骨髓已从受损中恢复过来,或者中性粒细胞减少症来源于中性粒细胞一时性地移向边缘池或移向血管外池。

下一步应仔细询问患者有无药物和毒物接触史,病史中是否为慢性中性粒细胞减少及是否有反复的感染;有无引起中性粒细胞减少的基础疾病;周围血细胞计数和血细胞形态学检查和骨髓检查甚为重要。即使基础病已经明确,骨髓检查有时也是必要的。关节炎-粒细胞减少-脾大综合征是引起中性粒细胞减少的一种原因,其中性粒细胞减少有两种机制,一是通过抗中性粒细胞抗体介导,另一种是由 T 淋巴细胞介导的骨髓衰竭所致,骨髓检查可以明确,根据不同的发病机制进行不同的治疗。

单纯中性粒细胞减少患者的诊断途径和同时伴有红细胞和血小板减少的患者诊断途径有所不同。仅有中性粒细胞减少的患者,如果没有可疑毒物和药物的接触史,没有反复发生化脓性感染的病史,没有慢性炎症或自身免疫性疾病等基础病变,则可能为良性的中性粒细胞减少症。例如,家族性和先天性中性粒细胞减少症和假性中性粒细胞减少症。伴有化脓性感染并且有可疑毒物接触史的患者,均应该进行骨髓检查以评估骨髓造血细胞增生程度和不同分化阶段细胞的分布情况,以及造血细胞形态上有无异常。

对于患有全血细胞减少或两系血细胞减少的患者来说,骨髓检查非常重要,不仅是骨髓穿刺涂片,而且包括骨髓病理活检,必要时应进行骨髓干细胞培养。但维生素 B_{12} 缺乏和叶酸缺乏所致的巨幼细胞贫血是例外,该症可以通过骨髓幼红细胞巨型变,以及血清维生素 B_{12} 和叶酸水平测定来确定诊断。

2. 鉴别诊断

(1)低增生性白血病:临床可见贫血、发热或出血,外周血常呈全血细胞减少,可以见到或不能见到原始细胞。骨髓增生减低,但原始粒细胞>30%、而白细胞减少则幼稚细胞数少见,且无出血,无明显贫血现象。

(2)再生障碍性贫血:起病或急或慢,多有出血、贫血表现,白细胞减少,尤以中性粒细胞明显,血小板及网织红细胞均明显减少,骨髓呈三系细胞减少。而粒细胞缺乏症则发病急,无出血,贫血不明显,白细胞分类以粒细胞极度减少,甚至完全消失,血小板及网织红细胞均正常,骨髓象呈粒系受抑,成熟障碍。

(3)传染性单核细胞增多症:传染性单核细胞增多症可见溃疡性咽峡炎、粒细胞减少,易与粒细胞减少症混淆,但传染性单核细胞增多症血片中可发现较多的异型淋巴细胞,且血清嗜异凝集试验阳性,不难与粒细胞缺乏症鉴别。

五、临床治疗

1. 一般治疗

中性粒细胞减少症患者应避免各种感染的可能,皮肤、口腔、肛门是常见的感染部位,因此应注意这些部位的清洁。医护人员的手是住院患者之间细菌传播的主要途径,接触患者前应注意洗手。口腔清洁尤为重要,龋齿、牙龈炎、牙周炎等需要及时治疗,坚持复方氯己定液等漱口可以有效防止感染。便后清洗及高锰酸钾溶液坐浴有助于防止肛周感染。

2. 抗感染治疗

严重的中性粒细胞减少,尤其是骨髓增生低下的中性粒细胞减少症患者出现发热时,应尽早静脉给予足量广谱抗生素治疗。抗生素应根据经验和参考病区近期的细菌培养的结果制定。此后可参考血培养及药敏结果,治疗3~7 d后发热不退应该及时换药。

无效时应考虑以下因素：非细菌病原体；抗生素耐药；新的感染；局部病灶不易清除（脓肿或导管感染）；抗生素未达有效血药浓度；非感染发热，如药物热。

国外 20 世纪 60 ~ 80 年代，60% ~ 80% 的感染是由需氧革兰氏阴性杆菌引起。20 世纪 80 年代中期以来，致病菌谱发生改变，60% ~ 70% 的为革兰氏阳性球菌，尤其是凝固酶阴性葡萄球菌和金黄色葡萄球菌。推测原因包括强烈化学治疗导致黏膜炎，中性粒细胞减少时间较长，长期留置右心导管，H_2受体拮抗药的应用和未应用针对革兰氏阳性菌的药物。因此，国外已增加万古霉素等针对革兰氏阳性细菌的应用。血液病房血细菌培养主要的致病菌仍然为需氧革兰氏阴性杆菌，尤其是大肠埃希菌（24%）、铜绿假单胞菌（17%）等，金黄色葡萄球菌阳性率为 5%。因此，经验性治疗仍然首先考虑抗铜绿假单胞菌的半合成青霉素或三代头孢菌素与氨基糖苷类抗生素联合应用，或者单用碳氢酶烯类如亚胺培南、美罗培南等。对于少见病原感染也应注意，如军团菌、支原体感染，应考虑大环内酯类抗生素的应用。值得注意的是，近年来抗生素耐药现象严重，如超广谱 β 内酰胺酶的出现，导致产酶细菌（如肺炎克氏菌）对三代头孢菌素耐药，增加了治疗难度。有学者认为，在病区内合理安排不同种类抗生素的轮替应用，可以减轻抗生素对细菌的选择性压力，从而避免或延缓抗生素耐药菌株的出现。

血液系统恶性肿瘤和中性粒细胞减少症患者全身性真菌感染的危险增大。约 20% 的中性粒细胞减少症患者发生侵袭性真菌感染，血液系统恶性肿瘤患者尸检发现侵袭性真菌感染的比例高达 40%。常见的真菌是念珠菌属和曲霉菌。因此，中性粒细胞减少症者用广谱足量抗生素 1 周仍发热，可经验性应用抗真菌治疗。

3. 升粒细胞药物

近年通过临床试验证实，有明显疗效的造血生长因子有粒细胞-巨噬细胞集落刺激因子、粒细胞集落刺激因子，他们是目前应用于中性粒细胞缺乏最广泛的药物，但两者作用略有不同。前者除促进粒－单核系祖细胞的增生和分化外，并对嗜酸系祖细胞、巨核系祖细胞及红系祖细胞的生长也有刺激作用，用药后除中性粒细胞升高外，还可以使单核、嗜酸性粒细胞增多；后者则仅促进粒系祖细胞增生，缩短分化成熟时间，因而使中性粒细胞迅速增多。对周期性中性粒细胞减少和小儿先天性粒细胞缺乏，粒细胞集落刺激因子似乎比粒细胞－巨噬细胞集落刺激因子更有疗效。此外，两药均能增强中性粒细胞的吞噬杀菌及趋化功能。

粒细胞集落刺激因子和粒细胞－巨噬细胞集落刺激因子适用于各种先天性及获得性粒细胞缺乏症；后者如白血病、肿瘤化学治疗和骨髓移植后、急性再生障碍性贫血、骨髓增生异常综合征合并中性粒细胞减少者。

粒细胞集落刺激因子和粒细胞－巨噬细胞集落刺激因子常用剂量相似，一般为每日 2 ~ 5 μg/kg 体重，剂量增大则效应增加。但当每日>16 μg/kg 体重时，效果增加不明显而不良反应明显增多。两药半衰期均仅为 2 ~ 3 h，静脉给药应连续滴注。皮下注射效果和静脉滴注相近。用药后粒细胞上升所需时间和增加幅度与造血干细胞损伤程度、恢复情况及个体差异等有关。一般粒细胞升高至 1.0×10^{9}/L 左右即可停药。如果粒细胞缺乏的病因未去除，停药后粒细胞会迅速下降，因此只能作为支持疗法。

常见不良反应有发热、肌肉疼痛、骨骼疼痛、皮疹等，大剂量应用时则更常见。粒细胞－巨噬细胞集落刺激因子较粒细胞集落刺激因子不良反应多见，有时可以发生毛细血管渗漏综合征。此外，两者可能有刺激白血病细胞增生的效应，因此在骨髓增生异常综合征等疾病宜慎重应用。

4. 免疫抑制药治疗

免疫抑制药治疗包括糖皮质激素、硫唑嘌呤、环孢素、甲氨蝶呤、抗胸腺细胞球蛋白等治疗，对于免疫介导引起的中性粒细胞减少有效，如再生障碍性贫血、骨髓增生异常综合征、关节炎-粒细胞减少-脾大综合征、自身免疫病等伴发的中性粒细胞减少。此类患者如骨髓细胞的体外培养正常，则有助于预期免疫抑制药治疗的疗效。免疫抑制药的治疗也有增加感染的危险，如果治疗后中性粒细胞升高不明显应及时停药。

5. 骨髓移植

严重的伴有反复感染的再生障碍性贫血、骨髓增生异常综合征、先天性中性粒细胞减少症等，异基因骨髓移植可以使患者造血功能恢复，有效治疗中性粒细胞减少症。但异基因骨髓移植有较高的移植相关死亡率，因此在考虑移植前必须认真评估中性粒细胞减少症患者的病程、发作频率和严重程度，明确骨髓造血功能衰竭是造成中性粒细胞减少的根本原因，同时排除免疫机制介导的骨髓造血功能低下。脾切除仅适用于脾功能亢进而骨髓功能正常者。

六、中医治疗

白细胞减少症在中医学无此病名，其主症有乏力、头晕、心悸，易外感发热等，似属于中医学"气血虚""虚损""温病"等范畴。中医学认为，白细胞减少症乃由先天禀赋不足，后天失养，素体亏损或外感病邪；或久病误治，或气滞血瘀，癥瘕积聚；或药物所伤导致气血俱虚，阴阳失和，脏腑亏损。中医学认为，血者水谷之精也，生化于脾，脾为后天之本，主运化、主四肢、主肌肉。脾虚则不健运，血之生化无源，食欲差、消瘦、乏力。肾主骨，生髓，藏五脏六腑之精气；若肾虚则髓不得满，血不能化，肾虚则髓空，腰膝酸软、遗精、耳鸣，元气衰弱，正气不足，卫外功能衰弱，极易感受外邪侵袭而发病。

本病初期以气血两虚，脾气亏损为主，日久则伤及肝肾，导致肾阴虚、肾阳虚或阴阳两虚。本病以脾胃肝肾虚损为本，故可见乏力、心悸、头晕、眠差、腰酸肢冷、五心烦热、少气懒言、精神不振、纳谷不香、脉沉细等。但辨证时应注意兼并瘀血及外感之实证，临床可见舌紫暗，或发热不退，面赤咽痛，口干欲饮，舌质淡或红绛紫暗，脉沉涩或滑数等。

（一）辨证治疗

1. 气阴两虚

主症：全身乏力，反复外感经久不愈，低热，五心烦热，咽干，咽痛，失眠盗汗，周身不适，舌质红，苔薄，脉细数。

治则：益气滋阴。

方药：生脉饮合当归补血汤加减。太子参 15 g，麦冬 10 g，五味子 10 g，黄芪 15 g，当归 10 g，鸡血藤 15 g，丹参 15 g，黄精 30 g，龟甲胶（烊化冲服）12 g，炙甘草 10 g。

用法：水煎服，每日 1 剂。

2. 心脾两虚

主症：心悸气短，身倦乏力，头晕眠差，食纳不香，面色不华，舌质淡，有齿痕，舌苔薄白，脉沉细无力。

治则：补益心脾。

方药：归脾汤加减或十全大补汤加减。归脾汤加减（黄芪 15 g，党参 15 g，当归 10 g，白术 10 g，茯苓 15 g，木香 10 g，酸枣仁 15 g，远志 10 g，石韦 15 g，大枣 10 g，炙甘草 10 g，虎杖 15 g）；十全大补汤加减［黄芪 15 g，党参 15 g，当归 10 g，熟地黄 15 g，阿胶（烊化冲服）12 g，丹参 15 g，虎杖 15 g，川芎 10 g，鸡血藤 15 g，补骨脂 10 g］。

用法：水煎服，每日 1 剂。

3. 肝肾阴虚

主症：头晕耳鸣，腰膝酸软，手足心热，遗精，眠差，多梦，舌质稍红，脉象细数。

治则：补益肝肾。

方药:归芍地黄汤合大补阴丸加减或六味地黄汤加减。归芍地黄汤合大补阴丸加减(当归 10 g,白芍 15 g,熟地黄 15 g,茯苓 15 g,山茱萸 15 g,泽泻 10 g,木通 6 g,牡丹皮 10 g,山药 12 g,枸杞子 15 g,知母 10 g,黄柏 10 g,虎杖 15 g,甘草 10 g);六味地黄汤加减(生地黄 15 g,山茱萸 15 g,山药 12 g,女贞子 15 g,墨旱莲 15 g,知母 10 g,天花粉 15 g,西洋参 6 g,沙参 15 g,麦冬 10 g)。

用法:水煎服,每日 1 剂。

4. 脾肾阳虚

主症:面色㿠白,精神萎靡,畏寒肢冷,懒言少气,腰膝酸软,大便溏泄,小便清长,舌体胖大,舌质淡白,略有齿痕。

治则:温补脾肾,益气养血。

方药:参芪地黄汤合右归饮加减。黄芪 15 g,党参 15 g,白术 10 g,茯苓 15 g,熟地黄 15 g,山茱萸 15 g,补骨脂 10 g,仙茅 10 g,淫羊藿 15 g,何首乌 15 g,鸡血藤 15 g,当归 10 g,桂枝 6 g,菟丝子 5 g。

用法:水煎服,每日 1 剂。

5. 外感温热

主症:发热不退,面赤咽痛,口干欲饮,乏力头晕,舌质红绛,苔黄,脉滑数。

治则:清热解毒,滋阴凉血。

方药:犀角地黄汤合玉女煎加减。广角粉(分冲)6 g,牡丹皮 10 g,赤芍 10 g,生地黄 15 g,白茅根 15 g,玄参 15 g,茜草 15 g,麦冬 10 g,板蓝根 15 g,贯众 15 g,黄芩 12 g,知母 10 g,生石膏 20 g。

用法:水煎服,每日 1 剂。

加减:并发外感风热者,加野菊花 15 g,桑叶 10 g,天花粉 10 g,陈皮 10 g,金银花 15 g。

(二)验方

(1)补骨脂微炒,研细末,炼蜜为丸,每丸 6 g,每次 1 ~3 丸,每日3次,淡盐水送下。

(2)黄芪、茯苓、大枣、鸡血藤各3 g,白糖或蜂蜜适量,制成冲剂,每日3次,每次2包。

(3)以单味淫羊藿制成冲剂,每包15 g,第一周每日3包,第二周改为每日2包,30~45 d为1个疗程。

第二节 慢性粒细胞白血病

慢性白血病包括慢性粒细胞白血病与慢性淋巴细胞白血病。我国以慢性粒细胞白血病多见。慢性粒细胞白血病(CML)是以粒细胞呈过度增生,并累及造血干细胞水平的恶性克隆性疾病。90%以上患者Ph1染色体阳性,少数为阴性。其发病率仅次于急性白血病,占所有白血病的20%。发病年龄以25~50岁间最高;男女比例为1.6∶1。本病发生可见慢性期、加速期与急变期三阶段变化过程。慢性期临床特征以粒细胞明显增多,并出现不同阶段幼稚粒细胞、脾大为特征;加速期原始细胞增多;急变期临床特征与急性白血病基本相同,且缓解率很低。慢性白血病发展缓慢,自然病程为数年或数十年不等。依据中国中西医结合学会血液病专业委员会第七、八届全国中西医结合血液病学术会议对急性白血病中医病名讨论结果,关于慢性白血病的中医命名,将"血癌"项下"慢性血癌"作为其中医病名。

但在疾病发生与发展过程中,可与慢性白血病既往沿用的"痰核""癥瘕""积聚"等中医疾病名相互参照。

慢性白血病发病隐袭,早期无明显临床症状,常因腹中痞块或胁下肿块而确诊。故历代医家对本病论述较少,而以"积聚""癥瘕"的论述与该病脾脏肿大类似。

一、有关积聚的描述

有关积聚论述始见于《内经》,《灵枢》中“人之善病,肠中积聚者……皮肤薄而不泽……”是最早对于积聚的记载,类似于慢性白血病中的脾脏肿大。对于积聚病因,有以实证为主,也有虚证为主的记载。如“夫百病之始生也,皆属于风雨寒暑,阴阳喜怒……传舍于肠胃之外,募原之间,留著于脉,稽留而不去,息而成积”。后世医家也有不少关于“积聚”的描述,如《济生方》中“忧思喜怒之气……过则伤乎五脏……留结而为五积”的描述多由情志引起。《重订严氏济生方》中“夫积者,伤滞也,伤滞不久,停留不化,则成积也”是指伤食可以导致积聚。隋·巢元方《诸病源候论》中指出:“积聚者由阴阳不和,脏腑虚弱,受于风邪,搏于脏腑之气所为也……诸脏受邪,初未能成积聚,留滞不去乃成积聚。”《活法机要》曰:“壮人无积,虚人则有之,脾胃怯弱,气血两衰,四时有感,皆能成积。”《医宗必读》也指出:“积之成也,正气不足,而后邪气踞之。”明·张景岳《景岳全书》也具体提出脾肾虚损易患积聚,“凡脾肾不足及虚弱失调之人,多有积聚之病”。以上论述充分说明虚损是疾病发生的内伤基础;感受寒湿,客于风邪,伤于食滞是疾病发生的外在条件。关于积聚治疗,明·张景岳《景岳全书》认为:“治积之要,在知攻补之宜,而攻补之宜当于孰缓孰急中辨之,凡积聚未久而元气未损者,治不宜缓,盖缓之则养成其势,反以难制,此其所急在积,速攻可也。若积聚渐久,元气日虚,此而攻之,则积气本远,胃气切近,先受其伤,愈攻愈虚。”《医学心悟》明确提出按初期、中期、末期三阶段治疗积聚,“治疗积聚者,当按初中末三法治焉”。

二、有关癥瘕的描述

有关癥瘕论述见于元·唐容川《血证论》,其曰:“瘀血结在经络脏腑之间，则结为癥瘕。”明确指出癥瘕源于血瘀。隋・巢元方《诸病源候论》中对癥瘕作了明确定义，其曰：“癥瘕……其病不动者，直名为癥……瘕者假也，为虚假可动也。”这些论述虽未明确指出癥瘕发生部位，但描述的病因与临床表现与慢性白血病之脾脏肿大症状十分相似。

三、病因病机

机体内在功能失调是内伤发病基础，情志抑郁是重要继发因素。外感邪毒是外在必然条件。外因通过内因起作用，其发生关键在于机体内在功能失调而导致邪毒入侵，累及骨髓，毒瘀相聚，损伤气血。

1. 先天因素

母体质薄弱，或孕育期间身患疾病，或孕育不足，使先天失养，致使气血功能逆乱，而致气血瘀滞；或母患病未愈，遗传下代，导致脏腑、骨髓功能失调。心火亢盛，煎熬血液，致使运行缓慢；肝火亢盛，或肝气郁结，导致气滞血瘀；肺失宣降，水液代谢紊乱；脾失健运，湿毒内生；肾精亏虚；骨髓功能失调，精髓空虚。

2. 内毒因素

正常机体会维持动态平衡，以保持气血旺盛，阴阳相依。由多种因素导致机体内在失衡，或气血逆乱，阴阳失调，一可造成水湿代谢失司，痰湿毒邪内生，毒聚五脏，深入骨髓。二可造成精髓化生失衡，不得转化为血液，使血液虚少，脉道艰涩，血液瘀滞。

3. 情志因素

情志抑郁是重要继发病因。情志失调引起气血功能紊乱，脏腑功能失调，特别是肝胆功能失调，使肝疏泄不畅，胆囊调达受阻，故而出现肝经气血瘀阻，形成胁下癥积、肿块。肝气不疏，肝木克土，脾失健运，即可出现消化不良，脘腹胀满。

4. 外感因素

感受邪毒，或其他毒邪入侵机体，轻者损伤气血，导致气血亏虚；重者伤及脏腑，致使脏腑功能紊乱；严重者损伤骨髓，致使骨髓生血功能失调。病程日久，一可导致诸虚不足；二可导致络脉损伤。毒邪与营血相搏结，血液流通不畅，瘀血阻滞经脉致使瘀血内阻。

总之，本病是多种因素综合作用的结果，疾病首发部位在骨髓，而后侵袭肝脾，最后可侵袭五脏六腑、四肢百骸而出现全身性表现。本病起病隐袭，进展缓慢，为虚实夹杂证。疾病枢机在于虚、毒、瘀三病理环节相互衍生和转化。疾病稳定期具有邪毒内伏，郁而待发的特点；加速期多为血瘀正衰，气阴两虚表现；急变期多为毒血搏结，阴阳失调，或阴竭阳微证候。在疾病演化过程中，也可以出现一些兼症、并发症或转化为其他疾病，如在稳定期由于毒邪入侵，气血逆乱于上可出现中风病；加速期由于气血亏损，气不摄血可出现血证；急变期由于气血阴阳俱伤可出现虚劳病。

四、诊断与鉴别诊断

(一)诊断要点

1. 临床表现

起病缓慢，疾病早期可无明显症状，患者自觉一般情况良好。常因正常体检或诊治其他疾病检查血象时被发现。主要临床表现有：①全身症状：在疾病发生过程中，部分患者见周身乏力，头晕心慌，进行性消瘦，食欲不佳，腹胀腹痛等。少见症状为多汗(盗汗或自汗)、怕热、阴茎异常勃起、耳鸣等。②发热：发热与感染无明显的相关性，抗感染治疗也无明显效果，但抗白血病治疗后体温可降至正常。③出血：慢性期出血症状较为少见，有时可见皮下瘀斑；加速期与急变期约有30%患者表现有不同程度的出血症状。皮下瘀斑、牙龈渗血、鼻腔出血较多见。很少见脑出血，偶有脾破裂出血的报道。④贫血：慢性期血红蛋白正常或轻度减少，加速期呈明显下降趋势，急变期下降幅度更大，临床见有面色苍白，乏力等贫血症状。⑤肝脾肿大：脾肿大为最重要临床体征。肿大程度往往与疾病进展和治疗有关。部分患者可见肝脏轻微肿大；晚期淋巴结可肿大。⑥骨痛：约75%病例有胸骨压痛，胫骨和肋骨压痛也较常见，少数病例可出现关节和肌肉疼痛。

2. 实验室检查

外周血象、骨髓象检查包括：①外周血象。慢性期血红蛋白和红细胞多正常，或见轻度贫血；加速期及急变期血红蛋白明显降低。白细胞显著增高，可$>500\times10^9/L$，一般约$>50\times10^9/L$，分类可见各阶段幼稚粒细胞，以中幼、晚幼、杆状、分叶核粒细胞为主，嗜酸、嗜碱粒细胞也可增多；加速期白细胞计数可持续增高，原始粒细胞可>10%，嗜碱粒细胞可>20%。慢性期血小板计数可在正常范围内，或增高；加速期、急变期明显降低。②骨髓象。慢性期骨髓增生明显活跃或极度活跃，粒：红可达（10～50）：1，嗜酸、嗜碱粒细胞常增加，各阶段粒细胞增多；加速期原始粒细胞增高达10%～15%，急变期可>30%，并可有异形变，可合并骨髓纤维化。③染色体或基因检查。90%以上患者Ph1染色体阳性，并有*BCR-ABL*基因重排；少数Ph1阴性患者亦可见到*BCR-ABL*基因重排。

（二）鉴别诊断

1. 类白血病反应

类白血病反应多有原发病灶。一般无贫血、出血以及肝、脾、淋巴结肿大；血象虽有少数幼稚细胞，但细胞质中有中毒颗粒及空泡；骨髓增生虽然活跃，伴核左移，但无白血病细胞；中性粒细胞碱性磷酸酶明显增高。

2. 原发性骨髓纤维化

贫血程度与脾肿大程度不一致。骨髓干抽，增生正常或低下，异常红细胞增多(泪滴样红细胞);骨髓活检显示纤维组织替代了造血组织。病史以及染色体或融合基因检查有助于鉴别。

3. 真性红细胞增多症

皮肤、黏膜暗红,口唇紫暗;外周血与骨髓红细胞增多,中性粒细胞碱性磷酸酶增高。

4. 慢性淋巴细胞白血病

慢性淋巴细胞白血病以中老年为主,晚期有肝、淋巴结与脾肿大,但程度较轻;外周血与骨髓中以成熟淋巴细胞为主,偶见幼稚原始和幼稚淋巴细胞。

五、辨证论治

(一)辨证要点

1. 辨虚实

正气虚弱是形成白血病的内在根据,本病以虚为主,虚实夹杂。虚为肝肾阴虚,气血亏少,实为邪毒内蕴,血瘀痰凝,治当辨明虚实轻重,分而治之,多方兼顾。

2. 辨舌脉

脉象洪大,多为热毒较盛,正气未虚,属实证;脉象细数或弦滑,多为气血两虚,夹有瘀血或痰热,属虚实夹杂;脉沉细或细数或细弱,多为气阴两虚及气血双亏,属虚证。舌质淡白、胖大、红绛有裂纹者为虚,舌质红、暗、紫,有瘀斑者为实;苔少或薄白或无苔为虚,黄燥起刺或厚腻属实。

3. 辨标本

本病是以虚证为主,虚实夹杂的复杂过程,按照"急则治标,缓则治本"的原则,采用标本兼治,扶正、祛邪同时并举,才是两全之法。但应针对不同对象不同类型的不同阶段有所侧重。疾病早期主要以毒热蕴结、血瘀内阻的实证为主,故以清热解毒、活血化瘀为基本治疗原则;进展期多以邪实正虚为主,且邪实胜于正虚,应以"祛邪为主,兼以扶正";急变期邪实亦在,正虚明显,应以"扶正为主,祛邪为辅",意在匡复正气,提高生活质量与延长生存期。

(二)临床分型

1. 毒邪聚集

主症:面色晦暗,或面红目赤,胸胁满闷,急躁易怒,胁下胀痛,脘腹胀满,食后加重,食欲缺乏;或见潮热盗汗,口干欲饮。舌质暗红,舌苔薄黄或黄腻,脉弦涩或弦数。

证候分析:多为发病初期,毒邪侵袭,潜伏于骨髓,暗伤正气(影响骨髓造血组织),但正气尚无明显的虚损而处于正邪相争阶段。临床症状轻微或不典型,见有面色晦暗,或紫红,食欲缺乏,脘腹胀满,胁下癥积,舌质紫暗,脉象弦涩。其食欲缺乏,脘腹胀满为脾胃虚弱之症;面色晦暗,或紫红,胁下癥积为邪毒入髓,气血瘀阻症状;舌质紫暗,脉象弦涩亦为血瘀内阻之象。

治法:清热解毒,泻火凉血。

方药:清瘟败毒饮(《疫疹一得》)合青黛雄黄散(《奇效良方》)加减。

生石膏 20 g,生地黄 10 g,水牛角 15 g,黄连 10 g,栀子 10 g,黄芩 10 g,赤芍 10 g,牡丹皮 10 g,玄参 10 g,知母 10 g,连翘 10 g,青黛(包煎)10 g,桔梗 6 g,竹叶 6 g,甘草 6 g,雄黄(研末冲服)1 g。

方中生石膏清泄实热,黄连清热解毒为君药;栀子、黄芩、连翘清热解毒,青黛清泄肝热共为臣药;生地黄、水牛角、赤芍、牡丹皮、玄参、知母、竹叶清热育阴、凉血止血,雄黄解毒,共为佐药;桔梗调畅气机,甘草调和药性为使药。诸药合用具有清热解毒,泻火凉血功效,善治热深毒重之证。本证多以邪实为主,虚损证候隐而不现。清瘟败毒饮、青黛雄黄散重在清热解毒。临床应用时应根据不同伴随症或兼症酌情加减。

2. 毒瘀蕴结

主症:面色晦暗,或面色淡暗,胸胁胀满,脘腹胀痛,食后加重,食欲缺乏;或见身体倦怠,气短自汗,头目眩晕,失眠多梦;并见胁下癥积,质地坚硬,固定不移。舌质淡红或淡暗,舌苔薄白或薄黄,脉象细或细弱。

证候分析:本证多处于慢性期,毒邪侵袭机体,深入骨髓导致毒郁骨髓。此期特点为邪气逐渐增长聚集,正气在抗邪过程中受到耗伤。以实邪聚集、气阴两虚为主。临床可见面色紫暗,周身乏力,心悸气短,头目眩晕,午后低热,咽干舌燥,食欲缺乏,脘腹胀满,胁下癥积块逐渐增大,舌淡少苔,脉象细弱。周身乏力,心悸气短,头目眩晕,午后低热,咽干舌燥为气阴两虚之象;食欲缺乏,脘腹胀满为脾胃气虚现象,为脾胃虚弱,胃不能受纳,脾不能运化之故;胁下癥积块逐渐增大,为气血瘀滞,毒瘀互结之证;舌淡少苔,脉象细弱为邪实渐增,气血逐渐虚损之象。

治法:活血解毒,益气养血。

方药:膈下逐瘀汤(《医林改错》)、青黛雄黄散(《奇效良方》)、当归补血汤(《内外伤辨惑论》)合方加减。

黄芪 15 g,当归 12 g,桃仁 12 g,红花 10 g,川芎 10 g,赤芍 10 g,牡丹皮 10 g,延胡索 10 g,五灵脂 10 g,乌药 10 g,香附 9 g,枳壳 10 g,雄黄(研末冲服)1 g,甘草 6 g,青黛(包煎)10 g。

方中当归、桃仁、红花活血祛瘀为君药;川芎、赤芍、牡丹皮协助君药加强活血化瘀之功为臣药;延胡索、五灵脂、乌药、香附、枳壳调畅气机,青黛、雄黄清肝解毒,黄芪补诸气虚,诸药合用为佐药;甘草调和药性为使药。全方既可活血化瘀,清热解毒,又可补养气血。本证多以实证为主,以上三方合用可活血化瘀,清热解毒,补养气血。临床应用时应根据不同伴随症或兼症酌情加减。

3. 气阴两虚

主症:面色紫暗,或面色潮红,或面色淡暗,形体消瘦,体倦乏力,精神疲惫,头晕耳鸣,口干咽燥,潮热盗汗,多梦遗精;并见胁下癥积,质地坚硬,固定不移。舌体胖大,舌质淡红,或淡暗,舌苔少,或无苔,脉细弱,或细数。

证候分析:本证多处于加速期,毒邪伤气耗阴,同时并有血液瘀阻。气血不能化生。邪毒经过慢性期的聚集增长,逐渐壅盛,诸邪联合作用,加速了正气的虚弱亏耗,推进病情向终末期转化。临床见面色紫暗,形体消瘦,口舌干燥,潮热盗汗,五心烦热,多梦遗精,胁下癥积,脘腹胀满,舌红苔黄,脉细而数。形体消瘦,口舌干燥,潮热盗汗,五心烦热,多梦遗精为阴精亏虚之象;胁下癥积,脘腹胀满为血瘀、毒邪集结,阻滞脏腑气机,气机不畅,死血瘀滞之故;舌红苔黄,脉细而数为阴精亏虚的特征。

治法:益气养阴,化瘀解毒。

方药:四君子汤(《太平惠民和剂局方》)、六味地黄丸(《小儿药证直诀》)、青黛雄黄散(《奇效良方》)合方加减。党参 12 g,白术 10 g,茯苓 12 g,熟地黄 15 g,山药 12 g,山茱萸 10 g,牡丹皮 10 g,泽泻 10 g,雄黄(研末冲服)1 g,甘草 6 g,青黛(包煎)10 g。

方中党参补气,熟地滋肾填精为君药;白术健脾益气,山茱萸养肝涩精,山药补脾固精为臣药;泽泻清泄肾火;牡丹皮、青黛清泄肝火,茯苓淡渗脾湿,雄黄解毒,共为佐药;甘草调和药性为使药。诸药合用,补中有泻,泻中有补,补泻结合,组成通补开合之剂,既可治疗阴精不足,又可预防补药之腻。本证多为毒瘀蕴结,毒瘀互阻,瘀积脏腑,伤气耗阴,属虚实夹杂证候。以上三方重在益气养阴,辅助清热解毒。

4. 肾阴亏虚

主症:面目黧黑,或面色无华,肌肉大消,卧床不起,午后潮热,或夜间发热,口干咽燥,失眠盗汗,或见食欲大减,脘腹胀满;并见胁下癥积,质地坚硬,固定不移。舌体胖大,舌质淡暗或紫暗,舌红无苔或光红少苔,脉微弱。

证候分析:相当于急变期,由于毒邪未清,血瘀未消,使气血亏虚进一步加重发展至肾阴亏虚。病程发展至此,前述诸邪经过前三期的充分结聚、酝酿、扩张、衍进，已达到盛极而亢进的程度。同时，机体正气虚极。以邪毒亢盛、阴阳失调为主。临床见午后潮热，或高热不退，肌肉大消，卧床不起，面目虚浮，腹大如鼓，积块不消，舌暗无苔，脉象虚极。午后潮热，或高热不退，肌肉大消，卧床不起，面目虚浮为阴阳失调之象；腹大如鼓，积块不消为虚愈重而实愈甚之证；舌暗无苔，脉象虚极为阴阳虚损现象。

治法：滋补肾阴，祛瘀解毒。

方药：左归丸（《景岳全书》）、青黛雄黄散（《奇效良方》）、失笑散（《太平惠民和剂局方》）合方加减。

熟地黄 15 g，山药 12 g，山茱萸 10 g，菟丝子 10 g，枸杞子 10 g，川牛膝 10 g，鹿角胶 10 g，龟甲胶 10 g，五灵脂 6 g，蒲黄 6 g，青黛（包煎）10 g，雄黄（研末冲服）1 g。

熟地补肾填精为君药；山药、山茱萸、菟丝子、枸杞子健脾、补肾、养阴，加强君药补肾填精功能为臣药；鹿角胶、龟甲胶补肾填精，青黛、雄黄清肝热，解郁毒，五灵脂、蒲黄活血化瘀，共为佐药；川牛膝引药下行，直达病所为使药。诸药合用具有补肾益髓，填精生血，化瘀解毒之功效。本证多为气血阴阳俱虚，以阴虚为主，但瘀毒不散，邪毒乃盛，虚愈重，实愈坚。在应用以上三方基础上，临床应用时应根据不同伴随症或兼症酌情加减。

六、辨病治疗

（一）内服药

1. 常用中草药

（1）青黛：咸，寒。归肝、肺、胃经。具有清热解毒，凉血散肿，清肝胆火，息风止痉功效。《开宝本草》曰："主解诸药毒，小儿诸热，惊痫发热，天行头痛寒热，煎水研服之。"常用剂量 1.5 g～3.0 g，作散剂冲服或作丸服。近代主要用青黛提取成分靛玉红及靛玉红衍生物异靛甲，对慢性粒细胞白血病有较好的治疗作用。

其临床缓解率与马利兰、羟基脲相似。但亦有明显的不良反应，如恶心、腹痛、肝功能异常等。

(2)雄黄：辛、苦，温，有毒。归心、肝、胃经。功效解毒，杀虫，燥湿祛痰。《本草纲目》谓："主寒热、鼠瘘、恶疮、疽、痔、死肌，杀百虫毒。"雄黄煅烧后分解为三氧化二砷(As_2O_3)，近年来研究证明，As_2O_3是治疗白血病药物主要成分。常用0.15～0.3 g，入丸服。

2. 常用中成药

(1)当归龙荟丸：由著名中医学家刘河间所创制，由当归、龙胆草、栀子、黄连、黄柏、黄芩、大黄、芦荟、青黛、木香、麝香、蜂蜜组成。功效清热泻肝，攻下行滞。主治肝胆实火所致头痛面赤，目赤目肿，胸胁胀痛，便秘尿赤，形体壮实，躁动不安。舌红苔黄，脉象弦数。适用于慢性期的肝热、毒瘀之证。每次12 g，每日3次。

(2)青黄散：为中国中医科学院西苑医院制剂，其青黛、雄黄之比为9∶1，分装胶囊，每次3～6 g，每日3次。缓解后每日3～6 g维持血象在正常范围。但服用后每1～3个月用二巯基丁二钠1.0 g溶于40 mL生理盐水中缓慢静脉注射，连用3 d，以达到排砷作用。适用于慢性期的热毒壅盛之证。

(3)六神丸(《中国医药大辞典》)：由蟾酥、牛黄、麝香、雄黄、珍珠粉、冰片等组成。功效清热解毒，消肿止痛。适用于慢性期热毒互结证候。每次20粒，每日3次。

(4)牛黄解毒丸(《证治准绳》)：由牛黄、金银花、草河车、生甘草组成。功效清热解毒。用于慢性粒细胞白血病稳定期毒热充斥三焦的治疗。内服每次1丸，每日2次。

(二)外治法

慢性粒细胞白血病其病变源于骨髓，主要以内治法为主。但对脾脏明显肿大，已经影响进食或出现明显疼痛者可采用外治法。

1. 缩脾外治法

(1)青黛末外敷:对脾脏严重肿大者,采用缩脾治疗,可青黛研末,以醋调匀,外敷脾区。每日1次,连续用10~15 d。

(2)雄黄外敷:取雄黄研末,以醋调匀,外敷脾区,每日1次,连续用10~15 d。

(3)农吉利:取农吉利研粉,或鲜草捣烂外敷脾区,每日1次,连续用10~15 d。

(4)消病粉(颜德馨方):水红花子、皮硝各30 g,樟脑、桃仁、土鳖虫各12 g,生天南星、生半夏、穿山甲片、三棱、王不留行、白芥子、生川乌、生草乌各15 g,生白附、延胡索各9 g。上药共研细末,以蜜或醋调成糊状,最后加入麝香1.2 g,每片0.3 g,外敷脾区,每日1次。

2. 针对疾病外治法

因青黛、雄黄外用能够透皮吸收,用青黛、雄黄粉或二者按9∶1比例配伍,以蜜或醋调成糊状,涂抹脾区,对缩小肿大脾脏具有一定效果。皮肤破溃者禁用。

七、临床药物及其他治疗

(一)单药治疗

1. 羟基脲

起效快,但持续时间短。常用剂量为3 g/d,分3次口服,待白细胞减至20×10^9/L时,剂量减半。降至10×10^9/L时,改为维持量(0.5~1.0)g/d。本药不良反应少,为当前首选的化疗药物和基础治疗药物。

2. 白消安(马利兰)

初始剂量4~6 mg/d。待白细胞数降至20×10^9/L时应停药,待稳定后改小剂量(每1~3 d 2 mg),使白细胞保持在(7~10)$\times10^9$/L。本药起效慢,不良反应多。日前,国内已将其作为二线药物。

3.其他药物

砷剂、靛玉红、异靛甲、美法仑和高三尖杉酯碱亦有效。

(二)联合化疗

两种或两种以上抗白血病的口服药联合应用,或序贯用药,或选用治疗 AML 的化疗方案,如 MA、HA。

(三)α 干扰素

该药通过直接抑制 DNA 多聚酶活性和干扰素调节因子(IRF)的基因表达,从而影响自杀因子(Fas)介导的凋亡;还增加 Ph 阳性细胞 HLA 分子的表达量,有利于抗原递呈细胞和 T 细胞更有效的识别 c 剂量(300~500)万 U/(m^2·d),皮下或肌内注射,每周用 3~7 次,持续用数月至数年不等。由于此药起效慢,因此,对白细胞增多显著者,宜在第 1~2 周并用羟基脲或小剂量阿糖胞苷(Ara-c)。干扰素-α 可使 50%~70% 患者获血液学缓解(HCR,指血象、骨髓象恢复正常);10%~26% 的患者可获显著细胞遗传学缓解(MICR,指骨髓 Ph1 阳性细胞<35%),但 *BCR-ABL* 融合基因 mRNA 仍然阳性;获 MCR 者生存期延长。常见不良反应为畏寒、发热、疲劳、厌食、恶心、头痛、肌肉及骨骼疼痛。同时并用对乙酰氨基酚、苯海拉明等可减轻不良反应,但部分患者常需减量,约 25% 的患者因无法耐受而停药。与 Ara-C 联合使用可提高有效率,其 HCR、MCR 和完全细胞学缓解(CCR,Ph 阳性细胞为 0)分别为 67%、27% 和 7%,但不良反应也增加。近期使用聚乙烯乙二醇(PEG)干扰素,每周用药 1 次,结果表明,其能够减轻不良反应。

(四)伊马替尼

伊马替尼(STI571)为 2-苯胺嘧啶衍生物,能特异性阻断 ATP 在 abl 激酶上的结合位置,使酪氨酸残基不能磷酸化,从而抑制 *BCR-ABL* 的增殖。伊马替尼除了抑制细胞内酪氨酸激酶 *ABL* 和 *BCR-ABL* 之外,还可以抑制其他两种酪氨酸激酶,即 PDGF-R 和

c-Kit。伊马替尼适用于治疗 Ph1(*BER-ABL*)阳性的慢性期、加速期、急变期 CML。给药方式为每日 1 次,口服给药,进餐时服用,并饮大量的水。慢性期 CML 患者剂量为 400 mg/d。加速期或急变期 CML,剂量为 600 ~ 800 mg/d。在应用该药时,应注意外周血象和肝功能的变化。中性粒细胞减少和血小板减少是重要的血液学方面的不良反应。其他方面的不良反应有恶心、呕吐、腹泻、肌痛、肌肉痉挛及皮疹。表皮水肿是最常见的不良反应,主要为眼眶周围或者下肢水肿。

(五)异基因造血干细胞移植

这是目前普遍认可的根治性标准治疗。骨髓移植应在 CML 慢性期待血象及体征控制后尽早进行,患者年龄以 45 岁以下为宜。在慢性期第 1 年内进行移植,5 年无病生存率可达到 60% ~ 80%。移植物抗宿主病(GVHD)是异基因造血干细胞移植的致命并发症,20% ~30% 的患者死于移植相关病。年龄是影响移植预后的主要原因,CML 患者接受异基因造血干细胞移植的极限年龄为 50 岁。加速期、急变期进行异基因造血干细胞移植的存活率分别是 40% 和 20%,明显低于慢性期者。也可考虑非清髓造血干细胞移植(NST)。NST 为降低预处理强度的 allo-SCT,由于其移植相关的病死率低,对部分患者尤其对年龄较大不适合常规移植者已取得了初步较好的效果。

(六)其他治疗

1. 白细胞淤滞症的紧急处理

①白细胞单采,适用于白细胞数过高、$>100\times10^9/L$ 或妊娠者,可缓解症状、减少化疗杀伤的白血病细胞数,从而减少尿酸生成,但持续时间短、费用高。用血细胞分离机分离去除白细胞,一次单采可降低外周血循环白细胞数的1/3 ~ 1/2,症状严重不能缓解者可每日分离 1 ~ 2 次至症状改善;孕妇也适用此法。②羟基脲,为防止大量白血病细胞溶解引起的心、肾并发症,要注意水化和碱化

尿液,并保证每日尿量大于2 000 mL。

2. 脾区放射治疗

目前,脾区放射偶用于伴有胀痛的巨脾,以缓解症状,但不能改变病程。

(七)CML急性变的治疗

(1)髓系急性变者可采用ANLL方案化疗、急性淋巴细胞白血病变可按ALL方案治疗。

(2)伊马替尼:HCR、MCR和CCR分别为8%、16%和7%。且疗效维持短暂。

(3)allo-SCT:复发率高达60%,长期DFS仅15%~20%。对于重回慢性期后做移植者,其效果同AP。

八、病情观察

(1)诊断不明确者,应根据患者的症状、体征行血常规、骨髓检查,以尽快明确诊断。诊断明确者,可予以相应的化疗。治疗中,重点观察患者的症状是否改善,脾大是否缩小,血象、骨髓象是否恢复,是否达到完全缓解,评估治疗效果;注意观察有无骨髓抑制、胃肠道不良反应等,以便及时调整治疗用药及用药剂量。

(2)诊断明确者,则根据患者的具体情况,予以药物治疗,注意监测、随访治疗效果,以便根据治疗反应及时调整有关治疗方法;慢性粒细胞白血病初始可住院治疗,待病情控制后,带药回家治疗,定期门诊复查。治疗期间,应每周至少检查血常规和白细胞分类1次、每1~2个月复查骨髓1次、每3个月复查染色体和*BCR-ABL*融合基因1次。无论患者是否完全缓解,均需长期随访。如为加速期或为急变期,则应加强相关的治疗、并按急性白血病的治疗方案进行治疗。

第三节　急性白血病

急性白血病(AL)是造血系统的恶性克隆性疾病。其主要特征是白血病细胞丧失分化、成熟的能力而出现异常增殖,同时正常造血受到抑制,临床表现为贫血、出血、感染及白血病细胞浸润机体各组织、器官所产生的相应症状及体征。流行病学调查显示,白血病发生率约为3/10万~4/10万,是严重危害人类健康的十大高发性肿瘤之一。据有关资料统计,我国每年新增白血病患者40 000多例,其中20 000多例是儿童。急性白血病发病原因尚未完全明确,现有研究认为是物理、化学、遗传、生物等多种因素相互作用的结果。根据急性白血病细胞形态学特征又可分急性淋巴细胞白血病(ALL)与急性非淋巴细胞白血病(ANLL)。因急性非淋巴细胞白血病起源于骨髓,故又称急性髓细胞性白血病(AML)。急性白血病具有发病急、进展快、自然病程短等临床特征。

因急性白血病是常见造血组织肿瘤性疾病。其主要特征是白细胞异常增生,病变部位累及骨髓、肝、脾、淋巴结,亦可累及其他组织器官。因增生的白血病细胞具有恶性肿瘤的生物学特征,依据中国中西医结合学会血液病专业委员会第七、八届全国中西医结合血液病学术会议对急性白血病中医病名的讨论结果,将急性白血病中医病名定为“血癌”。在“血癌”项下将“急性血癌”作为急性白血病的中医病名。在疾病发生与发展过程中,可与急性白血病既往沿用的“温热病”“血证”“痰核”“癥痕”“积聚”等疾病相互参照。

一、文献概述

在古代文献中有许多类似急性白血病不同阶段的临床表现的描述,现概述如下。

（一）类似急性白血病发热症状描述

《圣济总录》中指出："热劳之证，心神烦躁，面赤头痛，眼涩唇焦，身体壮热，烦渴不止，口舌生疮，饮食无味，肢节酸痛，多卧少起，或时盗汗，日渐羸瘦者是也。"该书又曰："急劳之病，其证与热劳相似，而得之差暴也，缘禀赋不足，忧思气结，荣卫俱虚，心肺壅热，金火相刑，脏气相克，或感外邪，故烦躁体热，颊赤心松，头痛盗汗，咳嗽，咽干，骨节酸痛，久则肌肤销铄，咯涎唾血者，皆其候也。"从以上描述可以看出，其发热特点是体质虚弱导致的内伤发热或虚人外感导致的发热，与单纯外感发热有明显区别。

（二）类似急性白血病出血症状描述

《素问》中指出："病至先闻腥臊臭，出清液，先唾血，四肢清，目眩，时时前后血，……病名血枯。""有病温者，汗出辄复热，而脉躁急，不为汗衰……病名阴阳交，交者死也。""火郁之发……故民病少气……血溢流注。"《灵枢》曰："阳络伤则血外溢，血外溢则衄血；阴络伤则血内溢，血内溢则后血。"这些描述与急性白血病由于血小板减少导致的急性出血症状极为相似。

（三）类似肝脾淋巴结肿大描述

明·陈实功《外科正宗》在书中曰："夫瘰疬者，有风毒、热毒与气毒之异，又有瘰疬、筋疬、痰疬之殊。风毒者，外受风寒，伏于经络……热毒者，天时亢热，暑中之阳或内食膏粱厚味酿结成患……气毒者，四时杀疠之气，感冒而成……瘰疬者，累累如贯珠，连结三五枚……痰疬者，饮食冷热不调，饥饱喜怒不常，多致脾气不能转运，遂成痰结。"隋·巢元方在《诸病源候论》中指出："聚积者脏腑之病也，阳气所成也，虚劳之人，阴阳损伤，血气涘涩，不能宣通经络，故积聚内生也。"《医宗必读》说："积之所成，正气不足，而后邪气踞之。"其论述类似于急性白血病之肝、脾、淋巴结肿大的临床表现。

二、病因病机

急性白血病是正气不足，先天已有胎毒，而后瘟毒，邪毒侵袭，由表入里致脏腑受邪，骨髓受损，正虚邪实，耗气伤阴，气血亏损的动态病理过程。

（一）正虚因素

《内经》中指出："正气存内，邪不可干，邪之所凑，其气必虚。"因此禀赋薄弱，体质不健，胎毒内伏是疾病发生的关键因素之一。母体虚弱，胎中失养，或孕育期间母体感受毒邪，潜伏于内，遗传下代。先天不足，后天失养，卫外不固，无力抗邪而得病，同时，后天不足易罹患疾病，极易形成久病不复的诸虚不足。另外，大病失于治疗，或辨证有误，或选药不当，形成久病不复，以致心血不足，心神失养；脾气虚弱，统摄无权；肺气亏虚，卫外不固；肝阴不足，肝阳亢盛；肾精不足，髓海空虚。诸虚不足，精髓不复可导致疾病迁延不愈。

（二）饮食因素

暴饮暴食，饥饱不调，嗜食偏食，饮酒过度，或过食药毒等均会中伤脾胃，而致胃不受纳，脾失运化，气血化生无源。同时，脾土虚弱，水湿不化，可形成痰湿。痰性流注，易流窜脏腑、经络、肌肤而形成痰核；痰易与瘀血交织，形成痰瘀互阻，凝结于胁下形成癥积；流注于经脉、肌肤之间形成痰核、瘰疬。

（三）邪毒因素

正气亏虚，无以抗邪，或邪毒太盛，或长期受环境之毒滋扰，则导致邪毒入里，侵犯五脏，损及骨髓而造成毒聚脏腑、骨髓的病理变化。毒邪侵袭，易伤营血，或内陷心包可引起危急重症。毒邪散发，遍布全身则会出现全身症状。

急性白血病是多种致病因素综合作用的结果，其首发病位在骨髓,在疾病进展过程中可侵袭营血,累及肝、脾与淋巴结。由于病在骨髓,进展急进,变化多端,发病初始即见虚实夹杂症状。根据急性白血病的发生、进展速度和临床表现,总体分析可以看出,先天胎毒内伏、正气虚弱是急性白血病发生的内在基础;饮食不节、感受邪毒是疾病形成的外在条件。在急性白血病发生与进展过程中,气阴两虚是其最基本的病机变化;热毒内蕴、痰湿互结、瘀血内阻是其病机演化结果;诸虚不足是其最终病理结局。

三、诊断与鉴别诊断

(一)诊断要点

1. 临床表现

多数患者发病急,进展快,少数发病缓慢。主要表现如下:①发热:约半数患者以发热为首发症状。发热程度不等,热型多样,可见弛张热、稽留热或间歇热等。②出血:程度不一,部位可遍及全身,可见瘀斑、视网膜出血、血尿、黑便等,严重病例可发生脑出血。③贫血:可见面色苍白、心慌、气短等贫血的一般症状。④浸润表现:白血病细胞浸润各器官、组织可出现相应的临床表现。肝、脾、全身淋巴结肿大以及骨、关节疼痛是最常见的临床体征。

2. 实验室检查

随着诊断新技术研究进展,可从细胞形态学、细胞化学、免疫学以及分子生物学几个层面对急性白血病作出诊断。临床通常以细胞形态学检查为基础。①外周血象:白细胞总数可增多、正常或减少,外周血可见原始及幼稚细胞、红细胞、血红蛋白、血小板减少。②骨髓象:骨髓有核细胞增生明显活跃或极度活跃。部分患者可增生低下,但相应系列的原始细胞或幼稚细胞明显增加。骨髓原始细胞数>30%,常有形态异常或核浆发育不平衡。除相应系列原始或幼稚细胞增殖外,其他系列细胞增生往往受抑。

（二）鉴别诊断

1. 恶性淋巴瘤

恶性淋巴瘤是原发于淋巴结或淋巴结外组织或器官的恶性肿瘤。依据临床和病理特点不同分为两大类，即霍奇金淋巴瘤（HL）与非霍奇金淋巴瘤（NHL）。在组织病理学上，HL的恶性细胞为R-S细胞及其变异细胞；NHL的恶性细胞则为恶变细胞增殖形成的大量淋巴瘤细胞。临床表现以局部淋巴结肿大为主，部分患者可见骨髓受累，外周血或骨髓中甚至出现原始细胞，与急性淋巴细胞白血病相似，但病程相对缓慢，早期无明显的血红蛋白降低和白细胞、血小板下降。

2. 再生障碍性贫血

再生障碍性贫血是由化学、物理和生物因素等多种病因或某些不明原因引起的骨髓多能造血干细胞及微环境损伤，以及免疫机制改变，导致以全血细胞减少为特征的综合征。临床表现为贫血、出血和感染。较容易与低增生型白血病相混淆。但本病无肝、脾、淋巴结肿大以及胸骨压痛等临床体征；骨髓穿刺涂片或骨髓活组织检查显示细胞红、粒细胞与巨核细胞三系列细胞增殖明显低下，原始细胞百分比正常，外周血中中性粒细胞碱性磷酸酶（NAP）积分增高。

3. 传染性单核细胞增多症

传染性单核细胞增多症是由EB病毒（EBV）引起的青少年散发性传染病，病变主要累及淋巴网状系统。起病缓急不一，多数患者有前驱症状，如乏力、头晕头痛、纳差、恶心等。临床以高热伴相对缓脉、咽部红肿疼痛、全身浅表淋巴结肿大、肝与脾脏肿大为特点。常并发神经炎、肾炎、心肌炎、肺炎等，还可出现出血、贫血及黄疸等表现，但嗜异性凝集试验水平增高，抗EB病毒抗体阳性，骨髓穿刺涂片或活组织检查均正常，并无原始细胞增多现象。

4. 类白血病反应

类白血病反应，又称白血病样反应，是指患者事实上没有白血病，但血象中白细胞计数明显增多，常$>50\times10^9/L$，或血中有一定百分数的原始、幼稚白细胞。但类白血病反应是继发于各种疾病的综合征，临床以各种原发疾病症状为主，常继发于各种感染和恶性肿瘤。骨髓穿刺涂片或活检显示无原始细胞增多现象；外周血粒细胞可见中毒颗粒，并见有 NAP 升高。

5. 骨髓增生异常综合征

骨髓增生异常综合征是一组原因未明的获得性造血干细胞功能异常，导致以难治性贫血及其他血细胞减少，并伴有病态和无效造血为特征的疾病。其临床表现亦以贫血、感染与出血为特征，且与急性白血病的发生密切相关，所以，鉴别尚有一些困难。但起病较为缓慢，常有两系或三系血细胞减少，骨髓有病态造血细胞，原始细胞不超过30%。

四、中医治疗

(一)辨证论治

1. 辨证要点

(1)辨虚实：明确正气虚弱是急性白血病发生的内在基础；热毒内蕴、痰湿互结、瘀血内阻是其病机演化过程。但在疾病发生与进展过程中往往是虚实夹杂证候。因此，辨证时需仔细详辨，分清虚实、辨明虚实轻重，分而治之，多方兼顾。

(2)辨标本：急性白血病的发生与进展是标本混杂的动态过程，时而以本虚为主，时而以标实为主。应遵循“急则治标，缓则治本”的基本原则。以本虚为主者应注重扶正治疗；以标实为主者应侧重治标；本虚标实者应标本兼治，扶正、祛邪并举。

2. 临床分型

急性白血病临床证候较为复杂，既有疾病所特有的临床证候，又有与治疗相关的变证,更有在疾病进展过程中由于其他因素导致的兼症。依据疾病发生与进展的动态恋化。临床常见以下4种证候。

(1)气血亏损

主症:面色无华,语言低微,倦怠自汗,心悸气短,头目眩晕,失眠多梦;可见痰核、瘰疬,胁下癥积等;或见有鼻衄、齿衄、肌衄、尿血、便血、皮肤瘀斑、瘀点等;时可见低热或高热,汗出恶风,口干欲饮,咽喉肿痛等。舌体胖大,舌质淡红,舌苔薄白或薄黄,脉细弱或细数。

证候分析:为疾病的早期阶段,以气血亏虚为主,毒热症状表现不明显,但毒热可在体内集聚,凝结,继而侵及骨髓,暗伤气血,导致气血两虚。这时,虚证表现突出,可见面色萎黄,心悸气短,语言低微,倦怠自汗,头目眩晕,失眠多梦,舌质淡红,舌苔薄白,脉细滑等。其发生机制可由先天不足,生化无源,或毒热侵入骨髓,气血耗伤所致。

治法:益气补血,清热解毒。

方药:八珍汤(《正体类要》)加味。

党参15 g,白术10 g,茯苓10 g,当归10 g,川芎10 g,白芍10 g,熟地黄10 g,生姜6 g,大枣6枚,甘草6 g。

八珍汤由四君子汤与四物汤组合而成,人参(党参)益气,熟地黄补血,二药合用相得益彰为君药;白术、茯苓补气健脾,当归、白芍补血,四药合用以加强益气补血之功为臣药;生姜、大枣、甘草调和营卫为佐使药。

外感毒热者,选加生石膏、金银花、连翘、黄芩、贯众等;热毒雍盛者,选加虎杖、白花蛇舌草、半枝莲、龙葵等;血热妄行出血者,选加牡丹皮、白茅根、大小蓟、藕节等;胁下癥积坚硬不移者,选加三棱、莪术、地龙、水蛭、蜈蚣等;颈、项痰核或瘰疬者,选加半夏、胆南星、浙贝母、玄参等。

(2)气阴两虚

主症:面色无华,两颊潮红,语言低微,倦怠盗汗,心悸气短,午后低热,咽干舌燥。失眠盗汗;可见胁下癥积,瘰疬痰核等;或见衄血瘀斑。舌体瘦小,舌红少苔,脉象细数。

证候分析:本证为疾病进展的结果,气血亏虚发展为气阴两虚标志疾病已向严重阶段发展。此时,依然以虚证为主,但毒热已与气血凝结,形成了血瘀,在虚证基础上可兼见毒热、血瘀等实证。以心悸气短,语言低微,倦怠自汗,午后低热,咽干舌燥,潮热盗汗,胁下癥积,瘰疬痰核,舌红少苔,脉象细数为主要临床表现。其发生机制为毒邪入髓,恶性细胞异常增殖,正常造血失控,血液虚少,血流不畅,停留成瘀,或毒热煎熬血液成块,发生血瘀,集结胁下,阻滞经脉,而出现胁下癥积、瘰疬、痰核。

治法:益气养阴,清热解毒。

方药:大补元煎(《景岳全书》)加味。

人参 12 g,熟地黄 10 g,炒山药 10 g,杜仲 10 g,枸杞子 10 g,当归 10 g,山茱萸 10 g,炙甘草 6 g,龟甲胶 30 g。

方中人参益气生津,熟地黄滋阴养血,二药合用益气养阴为君药;炒山药健脾益肾,枸杞子滋养肝阴,龟甲胶、山茱萸滋补肾阴,五药合用补脾、养肝、益肾为臣药;杜仲补肝肾,当归养血补血,二药相合为佐药;炙甘草补脾,调和药性为使药。全方诸药合用具有益气养阴之功。

肾精亏虚者,选加阿胶、鹿角胶等;脾胃虚弱,饮食不振,脘腹胀满者,选加白术、枳壳、砂仁、焦三仙等;兼自汗盗汗者,选加麻黄根、煅龙牡、鳖甲、青蒿等;热毒壅盛者,选加虎杖、连翘、白花蛇舌草、半枝莲等;胁下癥积坚硬不移者,选加三棱、莪术、鳖甲、水蛭等;颈、项痰核或瘰疬者,选加半夏、胆南星、浙贝母、玄参等。

(3)精髓亏虚

主症:面色无华或苍白,头目眩晕,咽干口燥,五心烦热,失眠多梦，潮热盗汗，腰膝酸软；并见胁下癥积，痰核或瘰疬；或见鼻衄、齿衄、肌衄、尿血、便血、皮肤瘀斑、瘀点；时有发热不退，神志昏蒙，口舌干燥，大便秘结等。舌质绛红，舌苔少或剥脱，脉细数，或细弱。

证候分析：本证为疾病严重阶段，由气血（阴）亏虚进一步发展而来。临床上虽然虚证明显，但毒热、血瘀实证交织，已经成为疾病的主要矛盾。可见咽干口燥。五心烦热，潮热盗汗，肌肤干燥，腰膝酸软，胁下癥积，瘰疬痰核，舌红少苔，脉象细数。其发生机制由于毒热、血瘀凝结、内蕴而发展为瘀毒交织，相互依附，难以舍离，并导致阴血虚极，阴精亏乏，更加重病变。此时，癥积、瘰疬、痰核增大，坚硬。难以消退。

治法：滋阴填精，化瘀解毒。

方药：大补阴丸（《丹溪心法》）加味。

熟地黄 20 g，黄柏 10 g，知母 10 g，龟甲（可用龟甲胶替代）12 g，猪脊髓（可单独蒸煮，与本方同时食用；也可以食疗方式食用）适量。

熟地黄滋阴填精为君药；龟甲育阴潜阳，猪脊髓补精填髓为臣药；知母、黄柏清泻肾火，以坚肾阴为佐使药。依古医家朱丹溪“阴常不足，阳常有余，宜常养其阴，阴与阳济，则水能治火，斯无病矣”之论，培本用熟地黄、龟甲、猪脊髓，既可补精填髓，又可制约知母、黄柏苦燥伤阴，清热用知母、黄柏，既可兼顾肾阴，又可克制相火。全方清补兼顾，有补有泻，寓泻于补，相辅相成，为滋补肝肾，填精益髓之良方。

毒瘀壅盛者，选加虎杖、白花蛇舌草、半枝莲、丹参、桃仁、红花等；胁下癥积坚硬不移者，选加三棱、莪术、地龙、鳖甲等；颈项痰核、瘰疬者，选加半夏、胆南星、浙贝母、玄参等；自汗盗汗者，选加煅龙骨、煅牡蛎、青蒿、地骨皮、银柴胡、浮小麦、麻黄根等；意识昏蒙，口舌燥裂，大便秘结者，可选加安宫牛黄丸或紫雪散。

(4)肾阳虚损

主症:面目虚浮,畏寒肢冷,腰膝酸软,阳痿不举,夜尿频多,脘腹冷痛;见胁下癥积,瘰疬或痰核等;或见尿血、便血、月经增多、经期延长、皮肤瘀斑、瘀点等。舌体胖大,舌质淡红或淡白,舌苔少或无苔,或水滑,脉微弱,或细数。

证候分析:本证为疾病进展阶段。气、血、阴液亏虚症状不明显,而阳虚症状浮现。同时,毒热开始转化为痰为瘀。痰瘀互阻,经脉不通,五脏受累,功能障碍。临床见面色暗淡,畏寒肢冷,腰膝酸软,自汗不止,消化不良,胁下癥积,瘰疬痰核,舌淡苔白,脉象细弱。其发生机制为阳气虚弱,鼓脉无力,血行不畅,或阳虚生内寒,寒凝血脉以及由于毒热煎熬津液、血液成痰所致。

治法:温补肾阳,化瘀散结。

方药:肾气丸(《金匮要略》)。

干地黄 20 g,山药 15 g,山茱萸 12 g,泽泻 10 g,茯苓 10 g,牡丹皮 10 g,炮附子 10 g,桂枝 10 g。

附子、桂枝温肾补阳为君药;熟地黄滋阴填精为臣药;山药、山茱萸养阴补肾为佐药;泽泻、茯苓、牡丹皮健脾泄浊为使药。方取“善补阳者,必于阴中求阳,则阳得阴助,生化无穷;善补阴者,必于阳中求阴,则阴得阳升,而泉源不竭”之意。故在补阳之中多兼以补阴。同时,补阴之药可补防阳药辛燥之弊。

血虚者,选加当归、阿胶、丹参、白芍等;血瘀者,选加赤芍、川芎、红花、桃仁等;癥积不移者,选加三棱、莪术、地龙、鳖甲等;颈、项痰核或瘰疬者,选加半夏、胆南星、浙贝母等。

(二)辨病治疗

1. 内服药

(1)常用中草药

1)白花蛇舌草:苦、甘,寒,归心、肝、胃经。具有清热解毒,利湿消痛功效。《泉州本草》:“清热散瘀,消肿解毒。”常用剂量 15 ~

60 g,水煎服治疗疾病早期阶段气血亏损证候兼有热毒入侵症状;鲜草捣烂外敷用于各证候兼有疖肿的治疗。

2)广豆根:苦,寒,归肺经。具有清热解毒,利咽消肿,疗疮止痛之功效。《开宝本草》:“主解诸药毒,止痛,消疮肿毒。”常用剂量6~10 g,水煎服,适用于气血、气阴虚损证候兼有风热邪毒侵袭,出现咽喉肿痛的治疗。

3)蚤休:苦,微寒,有微毒,归肝经。具有清热解毒,消肿止痛,息风定惊功效。常用剂量15~30 g。水煎内服。适用于急性白血病气阴两虚证候兼有高热神昏的治疗;研粉,醋、酒或水调外敷治疗各证候兼有疖、疮。

4)土茯苓:甘,淡,平。归肝、胃经。具有清热解毒,除湿通络功效。《本草纲目》:“健脾胃,强筋骨,去风湿……止泄泻。治拘挛骨痛,恶疮痈肿。”常用剂量30~60 g。水煎内服。适用于治疗急性白血病各证候兼有湿热蕴结或毒瘀互结症状。

5)土贝母:苦,凉。具有散结解毒,消痈肿功效。《本草从新》:“治外科痰毒。”常用剂量10~30 g。水煎服或入丸、散内服,适用于急性白血病各证候兼有热毒凝结成痰核、瘰疬的治疗;研末调敷或熬膏摊贴外用治疗痰核或瘰疬。

(2)常用中成药

1)安宫牛黄丸(《温病条辨》):由牛黄、水牛角浓缩粉、麝香、珍珠、朱砂、雄黄、黄连、黄芩、栀子、郁金、冰片等组成,具有清热解毒,镇惊开窍功效。可用于急性白血病热毒炽盛者。口服每次1丸,每日1次。

2)六神丸(《中国医药大辞典》):由蟾酥、牛黄、麝香、雄黄、珍珠粉、冰片等组成。功效清热解毒,消肿止痛。适用于急性白血病各证候兼有咽喉肿痛的治疗。每次20粒,每日3次。

3)梅花点舌丹(《疡医大全》):由西红花、蟾酥(制)、乳香(制)、没药(制)、血竭、沉香、牛黄、麝香、珍珠、熊胆、朱砂等组成。

功效清热解毒,消肿止痛。适用于急性白血病各证候兼有疖肿的治疗。每次 3~5 粒,每日 3 次,饭后服。

4)贞芪扶正胶囊(《中华人民共和国药典》):由黄芪、女贞子等组成。功效补气养阴。适用于急性白血病化疗辅助用药。每次 4 粒,每日 3 次。

2. 外治法

白血病患者骨髓再生功能异常,有感染及出血倾向,一般不宜针刺治疗。当免疫功能低下或白细胞减少经常规治疗无效时,可采用艾柱灸的方法,选取大椎、命门、足三里、关元、气海等腧穴,可鼓舞正气,调整阴阳,补益气血。另外,化疗导致周围神经病变可试用针灸治疗。

(三)急症与兼症

1. 发热

外感邪气者表现为突然发热,伴随周身疼痛,咽喉肿痛,咳嗽咯痰等,可依据中医“急则治其标”原则,采用辛凉解表法,选用银翘散、桑菊饮、葛根解肌汤等加减;邪毒内发常见于疾病严重恶化阶段,临床表现为壮热口渴,大汗出,咽喉肿烂,皮生疖肿,大便干结,小便黄赤,舌红苔黄,脉象洪大,体温可高达 39 ℃以上。宜用清热解毒法。可选用清瘟败毒饮、黄连解毒汤、普济消毒饮、五味消毒饮、西黄丸加减;虚热内生多见于疾病初期或治疗后恢复阶段,临床以低热为主,体温不超过 38.5 ℃。又分阴虚与气虚发热两种。阴虚内热见午后潮热或手足心热,口渴不欲饮等,以清退虚热为法,宜在辨证施治基础上加用地骨皮、青蒿、银柴胡、鳖甲等;气虚发热可见无规则低热,伴有明显体倦乏力、心悸气短,自汗恶风等,治宜补中益气,甘温除热,宜在辨证施治基础上加用黄芪、党参、黄精、太子参等。

2. 出血

出血为本病最常见的急症之一。常由毒邪太重。侵袭骨髓,气血阻滞,脉络不通,血瘀内阻而致。或由久病入络,血脉瘀阻,血行不畅,血不循经而致出血。其出血特征为发生急剧,面积大,出血量多,以内脏为主,并很快形成全身性广泛出血,治疗难以收效。此时,急以活血止血,宜重用黄芪(30~60 g)配合桃红四物汤(《类证治裁》)加减治疗。药用黄芪 30 g,桃仁 15 g,红花 10 g,川芎 10 g,当归尾 10 g,威灵仙 10 g,水煎服,每日 1 剂;或以川芎嗪 80~120 mg,加入 5% 葡萄糖注射液 250 mL 中,静脉滴注,每日 1 次;亦可以丹参注射液 40~60 mL,加入 5% 葡萄糖注射液 250 mL 中,静脉滴注,每日 1 次。以上治疗方法不但可以作为瘀血出血的治疗,亦可作为预防用药。

3. 中风

为急性白血病常见兼症或继发病证。可见头痛、头晕、颈项疼痛、目眩,可在辨证施治基础上加用菊花、天麻、白蒺藜、僵蚕、钩藤、龙齿等;见有肢体瘫痪、抽动或昏迷症状者,应灌服安宫牛黄丸以急救,或以清开灵注射液 40 mL 加入 5% 葡萄糖注射液 500 mL 中静脉滴注;以醒脑静 40 mL 加入 5% 葡萄糖注射液 500 mL 中静脉滴注。

(四)中医临床特点

急性白血病为血液系统恶性肿瘤疾病,其发病急、进展快、死亡率高,为临床难治病。虽然近些年来诊断与治疗技术的提高,特别是骨髓移植技术的临床应用,使急性白血病临床疗效有明显提高,但急性白血病整体临床疗效尚不尽如人意。急性早幼粒细胞白血病的治疗体现了中医的明显优势与特色。张亭栋等是中药治疗急性早幼粒细胞白血病的开拓者,他们用癌灵一号注射液(主要由砒石、轻粉组成,诱导缓解期每次 8~20 mL 加入 5% 葡萄糖注射液 10~20 mL,静脉注射,每日 2 次;维持缓解以 2~4 mL,肌内注射,每日 2 次,持续 1~2 个月)治疗成人急性非淋巴细胞白血病,有较为明显的临床完全缓解率。完全缓解病例所需时间平均为

3.8个月。通过实验研究发现,砒石中主要成分为三氧化二砷,对急性早幼粒细胞白血病具有非常理想的治疗效果。并认为其治疗机制与该成分能够诱导白血病细胞凋亡有密切关系。这一研究结果已经得到了国际社会公认。三氧化二砷注射液(亚砷酸注射液)已投放市场,在急性早幼粒细胞白血病的临床治疗中发挥了积极作用,并被WHO推荐用于恶性淋巴瘤、骨髓增生异常综合征、肺癌等恶性病的治疗。与此同时,与“癌灵一号”“三氧化二砷”主要成分类似的医院制剂“柏子仁丸”“复方青黛片”“青黄散”也相继用于临床,的确给急性早幼粒细胞白血病患者带来了临床治疗收益,其主要特征是既能有效地治疗疾病,又不会导致对患者机体的伤害。

五、临床药物及其他治疗

白血病确诊后,医师应根据患方意愿、经济能力和疾病特点,选择并设计最佳、完整、系统的方案治疗。适合造血干细胞移植(HSCT)者抽血做HLA配型。

(一)化学治疗

化学治疗是目前治疗白血病最重要和首先采用的方法。近年来,急性白血病治疗已有显著进展。化学治疗使成人急性髓细胞白血病和成人急性淋巴细胞白血病完全缓解(complete remission,CR)率分别达60%~85%和72%~77%。

1.化疗治疗的策略

(1)诱导缓解治疗:目标是使患者迅速获得完全缓解。所谓完全缓解,即白血病的症状和体征消失。血象:Hb≥100 g/L(男)或90 g/L(女及儿童),中性粒细胞绝对值≥1.5×10^9/L,血小板≥100×10^9/L,外周血白细胞分类无白血病细胞;骨髓象;原粒细胞+早幼粒细胞(原单核+幼单核细胞或原淋巴+幼淋巴细胞)≤5%。M_3除了原粒细胞+早幼粒细胞≤5%,还应无Auer小体,红细胞及巨核细胞系列正常，无髓外白血病。理想的CR时，应更强调染色体水平和基因水平的改善，白血病的免疫学、细胞遗传学和分子生物学异常标志均应消失。

（2）早期、联合、充分、间歇和分阶段化疗：是急性白血病化疗的重要原则。联合化疗方案的药物组成应遵循：①作用于细胞周期不同阶段的药物；②各药物间有相互协同作用，以最大杀灭白细胞；③各药物不良反应不重叠，减少对重要脏器的损伤。

（3）白血病细胞增殖周期为5 d左右，故每个疗程化疗须持续7～10 d，以使处于各增殖期的白血病细胞都有机会被药物杀灭。每个疗程结束后，应间歇2～3周再进入第一个疗程。白血病细胞大部分处于增殖周期，疗程中易被化疗杀灭。难以被化疗杀灭的休止期（G_0期）白血病细胞将在疗程间歇时补充进入增殖周期。故疗程之间的间歇有利于残留白血病细胞被下一个疗程化疗药物所杀灭。因大部分白血病细胞株的倍增时间较长，白血病细胞恢复慢于正常造血的恢复，所以，适当的间歇时间对正常造血恢复有利。

（4）缓解后治疗：目的是争取患者长期无病生存（DFS）和痊愈。白血病未治疗时体内白血病细胞数量估计为10^{10}～10^{13}个，经诱导缓解治疗达到CR标准时体内仍有相当于10^8～10^9个白血病细胞，并且，髓外某些隐蔽之处仍可有白血病细胞浸润。因此，必须进行CR后治疗，以进一步杀灭残存、隐蔽的白血病细胞，以防止复发，延长缓解和无病生存期。其主要方法为化疗和HSCT。

2. 急性淋巴细胞白血病的化学治疗

急性淋巴细胞白血病患者的诱导缓解治疗经血方案是VP方案，即长春新碱1～2 mg静脉注射，每周1次，加泼尼松每日40～60 mg口服，直到缓解为止。儿童完全缓解率高达80%～90%，成人的完全缓解率仅50%。该方案复发率比较高，需在VP方案上加门冬酰胺酶（VLP方案）或柔红霉素（VDP方案）或4种药物同时应用(VLDP 方案)。VLDP 方案不仅减低了复发率,而且可使成人完全缓解率提高到72% ~77.8%。

全国白血病学术讨论会建议,完全缓解后巩固强化6个疗程:第1、4疗程用原诱导方案;第2、5疗程用依托泊苷(VP-16、75 mg/m^2 静脉注射,第1~3天)及阿糖胞苷(100~150 mg/m^2 静脉滴注,第1~7天);第3、6疗程用大剂量甲氨蝶呤,1~1.5 g/m^2,第1 d静脉滴注,维持24 h,停药后12 h以四氢叶酸钙解救(6~9 mg/m^2,肌内注射每6 h 1次,共8次)。因为大剂量MTX可以通过血-脑屏障,可以替代鞘内注射。有人主张成人ALL巩固强化间歇期尚需用巯嘌呤和甲氨蝶呤交替长期口服。维持治疗阶段可选用上述方案,逐步延长间歇期,治疗3~5年。

3. 急性非淋巴白血病的化学治疗

目前,常用标准的诱导缓解方案是DA方案,缓解率可达85%。国内常用另一方案是HOAP,平均缓解率约60%。近年常用HA方案。缓解率可接近DA方案。但总的缓解率不如急性淋巴细胞白血病,且诱导过程中一定要通过粒细胞极度缺乏时期后,才有可能进入缓解期。

我国血液病学者发现,全反式维A酸可使M_3白血病诱导缓解,其缓解率可达85%。但缓解后单用维A酸巩固强化治疗易复发,故宜与其他化疗联合治疗或交替维持治疗。此外,我国学者临床试用三氧化二砷对M_3型诱导完全缓解率可达65% ~98%,对复发的患者也有很好的疗效。M_3有合并DIC倾向者要使用肝素治疗。

巩固治疗方法有:①原诱导方法巩固4~6个疗程;②以中剂量阿糖胞苷为主的强化治疗,阿糖胞苷可单用,也可加其他药物(如柔红霉素、安吖啶、米托蒽醌等);③用与原诱导治疗方案无交叉耐药的新方案(如VP-16加米托蒽醌等)。每1~2个月化疗1次,共计1~2年。以后停用化疗,密切随访,如有复发再行治疗。

4. 中枢神经系统白血病的治疗

中枢神经系统白血病是最常见的髓外白血病，以急性淋巴细胞白血病尤为突出。通常在急性淋巴细胞白血病缓解后开始预防性鞘内注射甲氨蝶呤。每次 10 mg，2 次/周，共 3 周。如临床出现颅内压增高、脑膜刺激征或脑神经受损的表现，脑脊液压力升高并找到白血病细胞，中枢神经系统白血病诊断即可肯定。则应用甲氨蝶呤每次 10 ~ 15 mg 缓慢鞘内注射，2 次/周，直到脑脊液细胞数及生化检查恢复正常，然后改用每次 5 ~ 10 mg 鞘内注射，每 6 ~ 8 周 1 次，随全身化疗结束而停用。若甲氨蝶呤疗效欠佳，可改用阿糖胞苷 30 ~ 50 mg/m^2 鞘内注射，2 次/周。同时，可考虑头颅部放射线照射脊髓，但对骨髓抑制较严重。

5. 老年急性白血病的治疗

老年患者对化疗耐受差，过度虚弱患者无法接受联合化疗，常规化疗方案中剂量减少。宜用小剂量阿糖胞苷（或三尖杉碱）静脉滴注治疗，直至缓解。

6. 睾丸白血病治疗

药物对睾丸白血病疗效不佳，必须放射治疗。即使一侧睾丸肿大，也须采用两侧同时放射治疗。

7. 难治性和复发性白血病的治疗

难治性白血病的诊断依据：①标准诱导缓解方案 2 个疗程未达到完全缓解（CR）者；②首次 CR 后半年内复发者（早期复发）；③首次 CR 后半年复发（晚期复发），但再用原诱导方案治疗无效者；④复发 2 次以上者。凡符合上述任意一条者即为难治性白血病。

复发是指在 CR 期骨髓或血液中又出现原已看不到的白血病细胞（原粒细胞≥5%），称为血液学复发（或髓内复发）。白血病细胞在其他部位出现称为髓外复发。第 1 次 CR 后 6 个月内复发者为早期复发，第 1 次 CR 后 6 个月以上或第 2 次 CR 后 4 个月以内复发者为晚期复发。

（1）难治性和复发 AML 的治疗：①HD Ara-C 联合化疗，对年龄 55 岁以下、支持条件较好者，可选用。②启用新药联合化疗，如氟达拉滨、阿糖胞苷（Ara-C）和 G-CSF±IDA（去甲氧柔红霉素）（FLAG±L）；或托泊替康+环磷酰胺（CTX）+Ara-C+VP-16 等。③对于年龄偏大或继发性 AML，可采用预激化疗。④HSCT，除 HLA 相和的 HSCT 外，还包括 HLA 部分相和或半相和的移植。⑤免疫治疗，非骨髓造血干细胞移植（NST）、DLI（供者淋巴细胞输注）、髓系单克隆抗体等。

（2）难治性和复发 ALL 的治疗：首先，应考虑选用新的抗癌药物，并且要与其他抗癌药物联合应用以提高疗效；其次，可考虑采用中、高剂量 Ara-C 或 MTX 治疗，对于再次达 CR 后的此类患者，若有条件应早行造血干细胞移植。常用的有以下治疗方案。①HD-MTX，从 200 mg/m^2 开始，于数周内增至 6 g/m^2，以甲酰四氢叶酸钙（亚叶酸钙）或门冬酰胺酶（L-ASP）解救。CR 率达 33% ~75%。②以 HD-Ara-C 为基础的方案，HD-Ara-C 用药一般为12 h 1 次，共 4 ~ 12 次，每疗程累积剂量 12 ~ 36 g/m^2。③以 HD-CIX 为基础的方案。④VAD 方案，不良反应轻，易耐受。

（二）造血干细胞移植

儿童非高危级急性淋巴细胞白血病因化疗效果较好，不必在第 1 次缓解后进行造血干细胞移植。大多数急性白血病患者[除伴有 t(15;17) 的急性早幼粒细胞白血病]，年龄在 50 岁以下，只要有 HLA 匹配的供者都应该在第 1 次缓解期内进行造血干细胞移植。

（三）一般治疗

1. 防治感染

白血病患者常伴有粒细胞减少，特别是在化疗、放疗期间出现的粒细胞缺乏持续时间较长，因此防治感染非常重要。应加强基础护理,强调口咽。肛门周围和饮食的清洁卫生。有条件时应将患者置于洁净室中治疗。化疗前有局灶性感染要予以根除。体温>38 ℃者,应仔细查找感染灶和检测病原菌,病原菌未明确前可经验性试用抗生素治疗,待培养及药敏结果回报后再调整用药。发热、感染严重者,可应用大剂量丙种球蛋白。细胞因子 G-CSF 或 GM-CSF 用于粒细胞缺乏者,疗效较好。

2. 控制出血

白血病患者出血的主要原因是血小板减少,因此,补充血小板是较有效的措施。使周围血小板数至少维持在 20×10^9/L 以上,同时应用止血药物。如果出血系由 DIC 引起(如急性早幼粒细胞白血病),应给予适当的抗凝治疗。鼻或牙龈出血可用填塞或明胶海绵局部止血。

3. 纠正贫血

严重贫血可输入红细胞悬液,改善患者的明显缺氧。但白细胞淤滞时。不宜马上输红细胞以免进一步增加血黏度。争取白血病缓解是纠正贫血最有效的方法。

4. 高尿酸血症的处理

血尿酸>420 mg/L 时,应给予别嘌醇 0.1 g,每日 3 次口服,抑制尿酸形成;给予碳酸氢钠碱化尿液;补充液体保证足够尿量。防止尿酸积聚在肾小管,损伤肾。

5. 高白细胞血症

当循环血液中白细胞 $>200\times10^9$/L 时,患者可产生白细胞淤滞症。表现为呼吸困难,甚至呼吸窘迫、反应迟钝、颅内出血等。高白细胞血症不仅增加患者的早期病死率,也增加髓外白血病的发病率和复发率。因此,当白细胞 $>100\times10^9$/L 时,就应该紧急使用血细胞分离机,单采清除过高的白细胞,同时给予化疗药物和水化。无此条件的,给予羟基脲 2 ~3 g/d,或小剂量联合化疗,待白细胞降至 30×10^9/L 以下时给予标准方案化疗。注意预防高尿酸血症、酸中毒、电解质紊乱、凝血功能异常等并发症。

6. 营养支持治疗

白血病是严重消耗性疾病，特别是化疗、放疗的不良反应可引起患者消化道黏膜炎及功能紊乱，因此应该注意补充营养，维持水、电解质平衡，给予患者高蛋白、高热量、易消化食物，必要时给予静脉营养。

第四章 出血性疾病

出血性疾病是由于止血功能缺陷而引起的以自发出血或血管损伤后出血不止为特征的疾病。血管壁的结构和功能、血小板质和量以及凝血功能的正常是机体发挥止血功能的关键。抗凝和纤溶的功能异常也对正常止血功能有着重要的影响。因此对于临床上存在出血的患者,对以上这些参与止血的因素进行实验室检查将有助于出血性疾病的诊断。本章主要讲述血友病以及特发性血小板减少性紫癜。

第一节 血友病

一、概述

血友病为一组遗传性凝血功能障碍的出血性疾病,其共同特征是活性凝血活酶生成障碍,凝血时间延长,终生具有轻微创伤后出血倾向,是先天性出血病中最常见的疾病。由于缺陷的凝血因子不同,通常可分为:①血友病 A,即因子Ⅷ促凝成分(Ⅷ:C)缺陷;②血友病 B,因子Ⅸ缺陷;③因子Ⅺ缺乏症。血友病 A 及 B 均为 X 连锁隐性遗传性疾病,因子Ⅺ缺乏症为常染色体显性或不完全隐性遗传,男女均可患病及传递疾病。

因子Ⅷ、Ⅸ及Ⅺ为凝血活酶生成所必需，缺乏这些因子，凝血活酶形成减少，使内源性凝血系统发生障碍而引起出血。血友病A及血友病B均由于患者X染色体上的控制凝血因子合成的基因缺陷，可为基因点突变，小范围的基因缺失或基因调控区的缺陷，其不能产生正常促凝成分或产生了异常的促凝成分。

根据血友病的临床表现，中医将其归属于“血证”“外伤血证”范畴。

二、病因病机

（一）病因

1. 起始病因

（1）先天不足：血友病的发生，究其源则在于父母先天精血之遗传。父母形体有偏，就会遗传给子女，使子女出生后发生类似的疾病。

（2）七情所伤：七情所伤，五志化火，是“血证”发生的重要原因。思虑恼怒过度，可致肝气上逆或肝郁化火，损伤脉络而导致出血。

（3）饮食所伤：饮酒过多以及过食辛辣厚味，或是滋生湿热，热伤脉络；或是损伤脾胃，血失统摄而导致出血。

（4）劳倦过度：劳倦过度，损伤心、脾、肾，若伤气致气不摄血；若伤精则致阴虚火旺，进而引起出血。

2. 继发病因

各种外伤是致血友病出血的继发病因。外伤可导致受伤部位出血不止，或忽然闪挫，气必为之震而凝，气凝则血凝成瘀，瘀血不去，阻塞脉络，使血不循经而渗漏于脉外，发生出血。

（二）病机

1. 发病

尽管本病原因各异，但根据临床特点，其发病的根本原因在于先天不足,因由禀赋薄弱,形气不足,阴阳失调,偏盛偏衰,易为病邪所伤。七情、饮食劳倦、外伤均为本病发作或加重的诱发因素。

2. 病位

本病主要涉及病之气血虚实,脏腑失调。血液生化于脾、藏受于肝,且血友病为先天性疾病,故脏腑功能失调主要责之肝、脾、肾。

3. 病性

本病有虚实寒热之分,实证为气火逆乱,瘀血阻滞;虚证为阴虚火旺,气不摄血或阳虚不摄血。

4. 病势

七情、饮食所伤导致的火热血证,一般起病急骤;内伤阴虚火旺,气不摄血或瘀血所致的血证,多数发病较缓,但也有急性发病者。总的趋势是先气病,继血病。内伤先致气机逆乱,气郁化火,继则气火迫血妄行,或饮食劳倦致气虚阳微,气不摄血,或气滞后血瘀,导致血不循经,溢于脉外。

5. 病机转化

本病虽有虚实寒热之分,但诸证间可相互转化,无截然界限。如实火出血,出血量大,可致气随血脱,病情危重,或出血日久,血去气伤而致气虚或阳虚不能摄血,或阴血亏损,虚火内生,可转变为阴虚火旺证。虚证复感外邪或致病理产物堆积,亦可变为实证或虚实错杂证候。

三、诊断

(一)临床表现

血友病为发作性疾病,主要临床表现为异常出血和反复出血,突出为深部血肿和关节积血。

1. 血肿

深部血肿常见于重型患者,血肿以腓肠肌、大腿和前臂部位较多见,局部可有疼痛和肿胀,严重者局部明显水肿。若血肿久不吸收,可引起无菌性坏死或缺血性损伤,纤维性变;前臂可致手挛缩,小腿可致跟腱缩短。血肿压迫神经,可致神经病变。此外,血肿也可发生于腰肌、舌下、胃肠道、泌尿道,甚至脑内。

2. 关节积血

关节积血的常见部位以膝关节为多见,次之为肘、踝、肩、腕、髋关节等。关节积血表现为局部发热,疼痛及触痛,约经数日或数星期自行吸收。若反复积血则可致滑膜增厚,软骨面粗糙,关节腔变窄,以致变形、僵硬等慢性关节病。

3. 出血

外伤或手术后出血,往往呈持续性或间歇性,若不治疗,常可持续数日或数星期不止。出血部位可在消化道、泌尿道、腹腔内及腹膜后。颅内出血及硬脑膜下血肿不常见,多发生于外伤后,病死率高。肺部出血少见。

(二)实验室检查

(1)血小板计数正常,束臂试验阴性,出血时间、血块回缩、凝血酶原时间、凝血酶时间正常,纤维蛋白定量均正常。

(2)凝血时间延长,但仅在Ⅷ因子活性低于1% ~2%时才延长,轻型病例可正常。

(3)凝血酶原消耗试验较凝血试验敏感,但敏感度不如活化部分凝血活酶时间。部分轻型病可正常。

(4)白陶土部分凝血活酶时间敏感较高,是目前本病最简便实用的过筛试验。

(5)凝血活酶生成试验是一项敏感的检查方法,有助于诊断轻型病例,但操作方法较复杂,目前已少用。简易凝血活酶生成试验方法简单,也用于本病的诊断。结合纠正试验可鉴别血友病的类型。

(6)纠正试验用于鉴别各类血友病。如凝血酶原消耗及凝血活酶生成试验不正常时，可进行纠正试验，如患者血浆的活化部分凝血活酶时间仅被正常硫酸钡吸附血浆纠正时，为因子Ⅷ缺乏症；仅被正常血清纠正时，为因子Ⅸ缺乏症；如两者皆可纠正，则为因子Ⅺ缺乏症，可将三者加以鉴别。

（7）因子Ⅷ、Ⅸ、Ⅺ活性测定，采用凝血酶原时间一期法。

（8）因子ⅧR：Ag 的测定，采用不同的免疫学方法测定，血友病患者血浆中含量正常或增高。

（9）因子Ⅷ：CAg 的测定。在血友病 A 患者中，血浆因子Ⅷ：CAg与因子Ⅷ：C 平行减少。

（三）其他检查

血友病 A 携带者及胎儿期的诊断和遗传咨询。大多数血友病 A 携带者血浆中因子Ⅷ：C 与ⅧR：Ag 的意义较大，70% ~98%的携带者比值<正常。在妊娠第 8 ~12 周通过胎儿镜羊膜穿刺或绒毛取样，用放射免疫微量法测定Ⅷ：C 含量及ⅧR：Ag，可在产前诊断胎儿是否患血友病，以便考虑中止妊娠问题。近年来，基因诊断方法，如限制性片段长度多态性（RFLP）因子Ⅷ探针和基因外探针等联合应用，可提高检出率。

（四）诊断标准及分期分型标准

国内诊断标准如下。

1. 血友病 A

（1）临床表现：①男性患者，有或无家族史。有家族史者符合 X 连锁隐性遗传规律。女性纯合子型可发生，极少见。②关节、肌肉深部组织出血，可自发。行走过久、活动用力过强、手术（包括拔牙等小手术）后，关节反复出血引起关节畸形，深部组织反复出血引起假肿瘤（血囊肿）。

（2）实验室检查：①凝血时间（试管法）重型延长，中型可正常，轻型、亚临床型正常。②活化部分凝血活酶时间（APTT）重型明显延长，能被正常新鲜及吸附血浆纠正，轻型稍延长或正常，亚临床型正常。③血小板计数、出血时间、血块收缩正常。④凝血酶原时间(PT)正常。⑤因子Ⅷ促凝活性(FⅧ：C)减少或极少。⑥血管性血友病因子抗原(vWF：Ag)正常,Ⅷ：C/vWF：Ag 明显降低。

(3)其他:排除因子Ⅷ抗体所致获得性血友病 A(获得性因子Ⅷ缺乏症)。

2. 血友病 B

(1)临床表现:同血友病 A。

(2)实验室检查:①凝血时间、血小板计数、出血时间、血块收缩及 PT 同血友病 A;②APTT 延长,能被正常血清纠正,但不能被吸附血浆纠正,轻型可正常,亚临床型也正常;③血浆因子Ⅸ：C 测定减少或缺乏。

3. 因子Ⅺ缺乏症

(1)临床表现:①不完全性常染色体隐性遗传;②纯合子有出血倾向,杂合子可无出血症状;③出血一般不严重,表现为鼻衄,月经过多,小手术后(拔牙、扁桃体切除等)出血。关节肌肉出血很少见。

(2)实验室检查:①凝血时间正常或接近正常;②血小板计数、出血时间、PT 正常;③APTT 延长或 Bigg 凝血活酶生成试验示生成障碍,能被正常吸附血浆及血清同时纠正;④血浆因子Ⅺ：C 及(或)Ⅺ：Ag 测定明显减少,纯合子 1% ~10%,杂合子 10% ~20%,有的达 30% ~65%;⑤血浆因子Ⅷ：C 及 vWF：Ag 水平都正常。

四、证候学特征

(一)中心证候特征

1. 主要证候

反复出现肌衄、鼻衄、齿衄等,或反复发生肌肉或关节漫肿疼痛，因金创外伤，或因拔牙、小手术等诱发或加重，为本病的主要证候。

2. 辨证要点

火盛引起的出血血色鲜红，量多，起病急；气虚引起的出血血色淡，起病较缓；肝火所致的血证，可兼见胸胁胀痛，烦躁易怒，口苦；湿热所致可兼见脘腹胀满，纳呆，便溏；阴虚火旺引起的出血，可兼见潮热，盗汗，口干咽燥；气虚所致出血常伴神疲乏力，动则加重。若症见肢冷，畏寒，便溏者，为气虚及阳。

（二）各证特征

1. 血热妄行证

外感之邪入里化热，或过食肥甘辛辣，或五志过极化火，至火热炽盛，灼伤脉络，迫血妄行，而见各种出血之证；热甚伤津，故见身热汗出，口渴便干；热邪下注膀胱，故小便黄赤；舌红苔薄黄，脉弦数为实热之候。

2. 阴虚内热证

热邪伤阴，或素体阴虚，虚热内生，灼伤脉络，迫血妄行，故见出血；虚热内蒸，则潮热盗汗，五心烦热；舌红苔净，脉细数，皆阴虚内热之象。

3. 气不摄血证

病程日久，反复出血，致气血损耗；气血虚无以荣养清窍肢体，则神疲乏力，心悸气短，头晕目眩；舌淡脉细弱皆气血两虚之证。

4. 瘀血阻络证

由于气虚血热，外伤等因素，致血溢脉外，蓄积体内，凝滞不散，瘀血阻络，血失常道而外溢，故见出血；血溢关节，蓄积不散，则关节肿痛，痛有定处；舌暗或有瘀点，脉细涩均为瘀血内阻之候。

（三）证候演变

本病诸证型间可相互转化，无截然界限。如实火出血，出血量大，可致气随血脱，病情危重，或出血日久，血去气伤而致气虚或阳虚不能摄血,或阴血亏损,虚火内生,可转变为阴虚火旺证。实热或虚热均可煎熬血液成瘀,从而转化为瘀血阻络型,气虚不摄,血溢脉外而亦可成瘀。

五、辨证思路

(一)辨清疾病虚实

火有虚火实火之辨,气亦有虚实之分。本病凡火热炽盛,瘀血阻络所致出血者,皆为实证;由于阴虚火旺,气不摄血所致出血者,均为虚证。然而虚实之证并非一成不变,实证日久可转化为虚证,虚证复感外邪或致病理产物堆积亦可变为实证或虚实错杂证。

(二)辨清疾病寒热

临床上见起病急,血色鲜红,发热烦躁,舌红脉数多为实热证;出血又兼低热,颧红口干,舌红少津,脉细数多为虚热证;出血色淡,疲乏无力,多为气不摄血。

六、治疗

(一)治疗总则

本病治疗大法依据证候的虚实及病情的轻重而定,结合病变脏腑论治。病之初期,多由实火为患,宜清热泻火,但亦有初期就表现为虚象者,当以扶正为主。病久不愈,常发生实证向虚证转化,而导致虚证或虚实夹杂,治以补虚或补虚泻实并用。

(二)急症处理

血友病急症临床表现为各种原因引起的大出血,治疗以西医药为主。输全血、血浆、提纯的因子Ⅷ及凝血酶原复合物,为治疗的有效方法。

(三)辨证论治

1. 血热妄行

(1)证候:分主症、兼症、形证。

主症:多部位出血,量多色鲜红,可见鼻衄吐血,便血尿血。

兼症:烦躁不安,身热汗出,口渴喜冷饮,小便黄赤,大便干结。

形证:舌红苔薄黄,脉弦数。

(2)治法:清热解毒,凉血止血。

(3)方药:犀角地黄汤(《备急千金要方》)加减。水牛角 30 g(先煎),生地黄 20 g,赤芍药 10 g,牡丹皮 10 g,金银花 10 g,连翘 10 g,生侧柏 10 g。

方中以水牛角、生地黄清热解毒,滋阴凉血;牡丹皮、赤芍药清热凉血,活血散瘀;金银花、连翘清热解毒,生侧柏凉血止血。全方共奏清热解毒,凉血止血之效。

(4)备选方:本证属热盛迫血妄行,如因胃热炽盛而致出血,亦可选用泻心汤(《金匮要略》)合清胃散(《兰室秘藏》)。如见肝经郁热之证,可选用龙胆泻肝汤(《兰室秘藏》)合十灰散(《十药神书》)。

(5)加减:热盛发热,出血广泛者,加生石膏、龙胆草、紫草,冲服紫血丹。胃火偏盛,便干口渴者,加大黄、芦根。出血不止者,加大蓟、小蓟、旱莲草以凉血止血。

(6)临证事宜:本证常见于疾病发作期,出血严重或有内脏出血者,应及时输注凝血因子替代品。

2. 阴虚内热

(1)证候:分主症、兼症、形证。

主症:出血,血色鲜红,潮热,手足心热。

兼症:心烦,口渴,盗汗。

形证:两颧潮红,消瘦,舌红苔少,脉细数。

(2)治法:滋阴清热,凉血止血。

(3)方药:知柏地黄汤(《医宗金鉴》)加减。知母 9 g,黄柏 10 g,生地黄 30 g,枸杞子 15 g,牡丹皮 12 g,阿胶 10 g(烊化),女贞子 15 g,侧柏叶 15 g,旱莲草 30 g。

方中黄柏、知母滋阴清热;女贞子、阿胶、枸杞子滋肾养肝,养阴补血;牡丹皮清热养血散瘀;侧柏叶、旱莲草凉血止血。全方共达滋阴清热,凉血止血之效。

(4)备选方:本证如阴虚内热明显,亦可选用秦艽鳖甲散(《卫生宝鉴》)以养阴退虚热。如肝肾阴亏明显而火热不甚,还可选用左归丸(《景岳全书》)、滋水清肝饮(《医宗已任编》)以滋水降火,调达肝木,补精益髓。

(5)加减:出血明显者,加茜草根、白茅根、藕节炭等,以凉血止血;多梦失眠者,加酸枣仁、远志,以养心安神;盗汗可加浮小麦、五味子、牡蛎等收敛固涩。

(6)临证事宜:本证出血症状常较严重,临证应注意止血,但止血应不忘化瘀。

3. 气不摄血

(1)证候:分主症、兼症、形证。

主症:出血绵绵,血色淡,反复不止。

兼症:神疲乏力,头晕目眩,心悸气短,动则加重,或自汗。

形证:面色萎黄少华,舌淡苔薄白,脉细弱。

(2)治法:健脾益气,摄血止血。

(3)方药:归脾汤(《济生方》)加减。

党参 15 g,黄芪 30 g,白术 12 g,当归 15 g,茯苓 15 g,远志 9 g,酸枣仁 15 g,龙眼肉 15 g,阿胶 10 g(烊化),仙鹤草 15 g,蒲黄 15 g(包煎),茜草根 15 g,紫草 15 g,甘草 10 g。

方中党参、黄芪、白术、当归、茯苓、甘草益气健脾;当归、龙眼、阿胶补血养血;仙鹤草、蒲黄、茜草根止血而不留瘀。全方共达健脾益气摄血之效。

(4)备选方:本证亦可用八珍汤(《丹溪心法》)平补气血,酌加止血之品。对有下焦出血者,亦可采用补中益气汤(《脾胃论》)加减。若气损及阳,可改用柏叶汤(《金匮要略》)合理中丸(《伤寒论》)以温经止血。

(5)加减:出血明显者,加棕榈炭、灶心土以敛血止血。纳呆者,加焦三仙、鸡内金、陈皮以理气健脾。若脾肾阳虚,便溏者,加补骨脂、肉桂、肉豆蔻,以温补脾肾。

(6)临证事宜:本证常见于反复发作者,正气已亏,应扶正气为主,但正气亏虚,常易感受外邪或滋生痰、瘀等病理产物,应酌加祛邪,扶正而不留邪。

4. 瘀血阻络

(1)证候:分主症、兼症、形证。

主症:出血色紫暗,关节肿痛,痛有定处。

兼症:自觉身体某部位发热,口干咽燥。

形证:面色萎黄或暗黑,舌质暗淡或有瘀点,脉细涩。

(2)治法:活血化瘀止血。

(3)方药:桃红四物汤(《医宗金鉴》)加减。

桃仁 10 g,红花 10 g,当归 15 g,生地黄 15 g,川芎 10 g,赤芍药 10 g,三七粉 5 g(冲服),鸡血藤 30 g,茜草 10 g,仙鹤草 15 g。

方中桃仁、红花、川芎、赤芍药活血化瘀;当归、生地黄活血补血;三七粉、鸡血藤、茜草、仙鹤草活血化瘀止血。

(4)备选方:病程较长,虚症明显,可用拯阳理劳汤(《医宗必读》)合血府逐瘀汤益气补肾,活血化瘀。

(5)加减:关节疼痛明显,加延胡索、失笑散以活血通络止痛。若兼气虚,可加党参、黄芪以益气健脾。

(6)临证事宜:本证或因热致瘀,或因虚致瘀,根据临床症状和体征,酌加扶正和清热之药。

(四)其他论治

1. 健脾生血

方药运用:血友汤(自拟方)。

党参20 g,黄芪20 g,当归15 g,首乌15 g,鸡血藤15 g,制附片10 g,紫草10 g,茜草10 g,锦纹10 g。每日一剂,水煎服。

2. 补脾益肾,活血化瘀止血

方药运用:血友复康(自拟方)。

黄芪、茯苓、白术、首乌、丹参等适量制成胶囊。每次4~6粒,3次/d,1个月为1疗程。

(五)中西医结合治疗

1. 中西医结合治疗的机制

补充替代治疗是血友病的主要治疗措施,目的是提高患者血浆因子水平,达到止血目的。而中医则针对消除七情、饮食等内伤之因,结合血友病的病机特点,审证施治。

2. 中西医结合治疗的方案

(1)补脾益肾止血与替代疗法:血友病为先天性凝血因子缺乏。凝血因子的补充为治疗的有效方法,但无法根治。中医认为肾乃先天之本,脾为后天之本,血友病发生的主要原因为先天脾肾不足,因此,用补脾益肾之法,以期达到治本之效。在平时出血不严重时,则以中药治疗为主。出血严重或需外科手术时,以输注全血、血浆、提纯的因子Ⅷ及凝血酶原复合物为主。

(2)对症治疗与中药外用:血友病临床常见各部位出血。如外伤及擦伤,局部加压冷敷,或用凝血酶、纤维蛋白海绵。深部伤口须外科缝合,并在术前提高因子Ⅷ水平。鼻出血可用填塞方法。中药栀子也可用于局部填塞。关节出血需卧床,并用弹性绷带或舒适的夹板加以固定。另可用活血化瘀,消肿止痛中药局部外敷。

(六)其他疗法

1. 中成药及中药提取物

(1)血宁片。①组成:每片相当于花生仁种皮0.45 g。②用法:每次4~6片,3次/d,饭后服用,儿童酌减。③应用要点:对轻型血友病A的出血有一定疗效,可以减少出血,但不能提高因子Ⅷ浓度。止血产生作用缓慢且不持久,对急性大量出血时无明显作用,因此仅作为轻型血友病A患者止血的辅助药物。

(2)血宁糖浆。①组成:花生种子的红内衣制成的浸液,每毫升含花生衣0.5 g。②用法:每次10~20 mL,3次/d,口服。③应用要点:同血宁片。

2. 饮食疗法

饮食疗法对本病具有辅助作用。

配方举例:

(1)五汁饮:鲜藕500 g,生梨500 g,生荸荠500 g,生甘蔗500 g,鲜生地黄500 g。以上诸品去皮,洗净,切碎,捣烂取汁,5~6次/d,每次一小杯。具有凉血生血止血之功。

(2)花生米方:带红皮花生米或熟花生米100~200 g。每日服用,对轻型血友病A的出血有一定疗效。

七、西医治疗

(一)替代治疗

替代治疗应遵循早期、足量和维持足够疗程的原则,尤其是当出现危及生命的并发症如头部外伤怀疑有颅内出血、咽喉部和颈部出血可能引起呼吸道阻塞等。目前由于FⅧ制剂的大量生产和普遍使用,替代治疗已使血友病患者的平均寿命接近于正常人。欧美等发达国家对患儿每周一次预防性替代治疗以及成年后发生出血时的充分替代治疗,使慢性血友病性关节病和致残率已大大降低。

FⅧ制剂中 FⅧ的含量采用国际单位度量(U),1 U=1 mL 正常标准血浆 FⅧ的含量。一般认为每公斤体重输入 1 U,血浆 FⅧ水平提高 2%。初次替代治疗剂量可按下述公式计算:需输入的 FⅧ剂量(U)=(期望 FⅧ:C-患者 FⅧ:C)×体重(kg)/2。依据出血部位和出血的严重程度,所需输入的剂量不同。

目前新鲜全血或新鲜血浆已很少用于血友病 A 的替代治疗,因为即使维持低水平 FⅧ:C 也必须大量输注,除可能传染血液传播性病毒外,单纯输入新鲜冰冻血浆也很难使血浆 FⅧ:C 达到 20%以上。冷沉淀能达到止血要求,但病毒不易灭活,且每袋含量不稳定,需冰冻保存。目前多输入病毒灭活冻干 FⅧ浓缩制剂和无病毒污染的重组 FⅧ制剂,猪 FⅧ制剂与抗人 FⅧ抗体只有很弱的交叉反应,适用于获得性抗 FⅧ抗体血友病 A 患者的治疗。

(二)药物治疗

1. DDAVP

DDAVP 是一种合成的抗利尿激素(ADH)衍生物,有抗利尿和促使内皮细胞释放 vWF 及 FⅧ的作用,可使正常人和轻、中型血友病 A 患者 FⅧ:C 暂时性升高 3~6 倍。DDAVP 对重型患者无效。由于 DDAVP 给药后个体疗效差异大,在明确诊断或最初给药前应试验性治疗、确定每一位患者对该药的疗效以指导治疗。常用使用方法:0.3 μg/kg,溶于生理盐水 50~100 mL,缓慢静脉输入,时间大于 20 min,每 8~12 h 静脉给药 1 次。目前已有浓缩喷鼻剂,鼻内给药,便于轻微出血患者的家庭治疗。静脉输入 DDAVP 释放 FⅧ的高峰出现在给药后 30 min,随给药次数增加释放量逐渐减少,一般给药 3 d 后 FⅧ增高不明显应停用。常见不良反应有心动过速、颜面潮红、高血压、头痛等,一般为轻度,腹部痉挛性疼痛和全身肌痛少见。老年和有动脉血管疾患的患者慎用,以防发生心肌梗死和脑梗死等血栓形成的危险。

2. 抗纤溶药物

鼻衄、口腔出血、月经过多等黏膜出血尤其是牙科手术后出血部分是由于其局部纤溶活性增高引起,抗纤溶药物可使其局部已形成的少量凝血块不被纤溶机制所溶解,有利于减轻出血症状,并可减少FⅧ制剂的用量。常用制剂有氨甲环酸、6-氨基已酸等,一般使用5~10 d,拔牙手术前即可开始给药,也可同时配制成漱口液含漱止血。必须指出泌尿道出血患者禁用抗纤溶药物,以免肾盂和输尿管内形成的血凝块引起肾绞痛和梗阻性肾病并发症。另外,抗纤溶药物不能与凝血酶原复合物同时使用,避免发生血栓。

3. 肾上腺皮质激素

肾上腺皮质激素可减轻出血引起的局部炎症反应,加速血肿吸收。一般多用于关节腔、咽喉部、深部肌肉、腹腔等出血形成血肿者,但疗程不宜长。

(三)关节积血的处理

应尽早替代治疗,同时抬高患肢、制动。急性期局部疼痛肿胀明显时可进行冷敷或者冰敷,每次约20 min,每4~6 h 1次,另外服用对乙酰氨甲酚或者某些COX-2特异性抑制剂有利于减轻关节炎性反应,疼痛剧烈可给予镇痛剂。局部疼痛肿胀减轻后应尽早使关节处于功能位,有利于预防关节周围肌肉挛缩和保持关节运动功能。肾上腺皮质激素有利于血肿吸收。禁止在无充分替代治疗的情况下进行关节腔穿刺和冲洗,否则会加重关节出血并可能诱发关节感染。反复某一特定关节出血,短期内预防性输入FⅧ制剂4~8周能有效终止这一恶性循环,降低慢性血友病性关节病的发生。

(四)假肿瘤的处理

具体处理应根据假肿瘤的部位、大小、生长速度和对周围组织的影响进行判断,某些小的假肿瘤在充分替代治疗后可进一步观察,大多数需外科手术治疗。术前进行X射线、CT或MRI检查,对大的假肿瘤在充分替代治疗基础上手术切除，位于浅表比较固定的假肿瘤手术前可瘤内注射纤维蛋白凝胶治疗。

（五）局部止血治疗

皮肤小伤口和鼻衄可使用明胶海绵和止血棉球等压迫止血和冰敷，局部也可予以止血药物如凝血酶等，若无效则需替代治疗。皮肤大伤口或黏膜小伤口出血压迫止血常无效，需替代治疗。

（六）外科手术

理论上血友病患者在充分替代治疗的基础上可进行正常人所做的手术治疗其他疾病。手术前应常规筛查FⅧ抑制物，术后维持替代治疗时间：小手术直至伤口愈合，大手术约需10～14 d，某些整形手术时间可能更长。

八、疗效判定标准

1. 血友病A

本病目前无根治的方法，只是用因子Ⅷ制剂进行替代治疗，判定治疗效果，依据包括：①出血症状的改善及消退情况；②血浆因子Ⅷ：C水平达止血要求，一般达正常的60%～120%。

2. 血友病B

原则同血友病A。

第二节　特发性血小板减少性紫癜

特发性血小板减少性紫癜（ITP），是一组免疫介导的血小板过度破坏所致的出血性疾病，以广泛皮肤黏膜及内脏出血、血小板减少、骨髓巨核细胞发育成熟障碍、血小板生存时间缩短及血小板膜糖蛋白特异性自身抗体出现等为特征，是最常见的血小板减少性紫癜。根据临床表现，本病可分急性型和慢性型，儿童以急性型多见,成人以慢性型多见。

因本病主要表现是不同部位的出血,故属于中医学中“血证”“发斑”“葡萄疫”“肌衄”等范畴。目前,国家中医药管理局重点专科协作组将其归属为“紫癜病”。

一、病因病理

主要病因为外邪、饮食、情志、劳欲久病。如《外科正宗·葡萄疫》说:“感受四时不正之气,郁于皮肤不散,结成大小青紫斑点,色若葡萄。”一般外感多为燥热之邪。《易经》曰“燥万物者,莫熯乎火”,外感之燥热或与胃中积热,同气相应,阳明积热日重,或因郁怒伤肝,肝胆火旺,火热之毒益甚,郁而不发,皆可留于经脉,伤及血络,溢于肌肤而发肌衄。盖血犹地之水也,性本静,火扰则血动,火愈盛而血愈动,故血以火而妄行,所谓“火不郁不成斑”。初病多热毒炽盛,为实证,日久迁延不愈,多转为虚证。或因饮食不节,伤及脾胃,以致脾胃虚衰,失其统摄之职,血溢脉外而出血,或劳倦过度伤及正气,或久病之后脏腑受损,气血阴阳亏虚而发病。若肾阴不足则虚火内动,迫血妄行而出血。若阳气耗伤,气虚不摄,血不循经亦可出血。或气虚血瘀,或气滞血瘀,或出血留瘀,血脉瘀阻,血行不畅,血不循经而出血。血热妄行,气虚不摄,瘀血阻络乃其主要病机。血热又有虚实之分,而瘀血多非单纯之。轻者紫斑现于肌肤,重者并发内脏及大脑出血。

二、诊断

(一)急性型

急性型常见于儿童,发病前 1 ~2 周常有上呼吸道等病毒感染史,部分发生在预防接种之后,冬春季发病最多。起病急骤,少数表现为暴发起病。可有畏寒、发热,继之出现广泛的皮肤黏膜的紫癜,甚至大片瘀斑或血肿。皮肤瘀点以下肢为多,分布均匀。黏膜出血多见鼻、牙龈、口腔血疱，血小板计数<20×10^9/L 时，可出现内脏出血，如呕血、黑粪、咯血、尿血、阴道出血等，颅内出血少见，但可威胁生命。脾脏多不肿大，病程多自限，平均病程 4～6 周，少数可迁延为慢性。

（二）慢性型

慢性型主要见于成年人，以女性居多，女性发病率为男性的 3～4 倍。起病一般较隐袭，症状较轻，起病缓慢，病程一般在半年以上。易反复发生皮肤黏膜的出血和女性月经量多，出血程度与血小板计数相关，血小板计数>50×10^9/L 损伤后较正常人出血明显，一般无自发性出血。血小板计数在 20×10^9/L～50×10^9/L，轻度外伤即可出血，少数有自发性出血，<20×10^9/L 常有自发性出血，<10×10^9/L 有严重出血的危险。脾脏可有轻度肿大。部分患者经治疗后缓解数月至数年，但不易痊愈，极少数终身不愈。

（三）实验室检查

1. 血象

急性型血小板计数多<20×10^9/L，慢性型血小板计数在（30～80）$\times10^9$/L，如有严重失血者，可呈小细胞低色素性贫血，白细胞大多正常，慢性型可见巨大畸形血小板与血小板碎片。

2. 骨髓象

急性型骨髓巨核细胞正常或增多，急性型以原巨核及幼巨核增多为主；慢性型巨核细胞数显著增多，伴成熟障碍，以颗粒巨核细胞为主，产血小板巨核细胞少见。

3. 血小板相关抗体

血小板相关抗体 PA IgG、PA IgM、PA IgA 和相关补体 PA C3 均增高，但以 PA IgG 增高发生率最高。

4. 其他

出血时间延长、血块回缩功能不佳、凝血酶原消耗不良，凝血酶原时间、活化部分凝血活酶时间均正常。血小板寿命缩短。

诊断标准如下。

(1)多次实验室检查血小板计数减少。

(2)脾脏不肿大或仅轻度肿大。

(3)骨髓检查巨核细胞数增多或正常,有成熟障碍。

(4)以下5项中应具有其中1项:①肾上腺皮质激素治疗有效;②脾切除治疗有效;③血小板相关抗体阳性;④PA C3 阳性;⑤血小板寿命缩短。

(5)排除继发性血小板减少症。

三、鉴别诊断

(一)再生障碍性贫血

再生障碍性贫血有出血倾向,血小板计数减少,但同时还有白细胞、血红蛋白减少,网织红细胞的减少,骨髓至少一部位增生减低或重度减低,巨核细胞极少或阙如。

(二)急性白血病

血小板减少,但通过外周血与骨髓象的幼稚细胞可以鉴别。

(三)Evans 综合征

Evans 综合征是原发免疫性血小板减少症与自身免疫性溶血性贫血共存,有出血和血管外溶血的表现,Coombs 试验阳性,脾脏明显肿大。

(四)系统性红斑狼疮

系统性红斑狼疮也可见血小板的减少和骨髓巨核细胞成熟障碍,但还表现为颧部红斑,光敏感,口腔溃疡,关节炎,肾、心脏、神经系统的损害,实验室检查可见抗核抗体阳性。

(五)血栓性血小板减少性紫癜

血栓性血小板减少性紫癜有血小板减少所见的出血症状,骨髓中巨核细胞可见成熟障碍,但其还存在微血管性溶血性贫血如黄疸、神经和精神的异常、肾脏损害和发热等。实验室检查可见血红蛋白浓度降低,网织红细胞升高,可见破碎红细胞和畸形红细胞,白细胞可增高。尿蛋白阳性,尿含铁血黄素阳性。

四、并发症

(一)失血性贫血

急性 ITP 大出血后,或慢性 ITP 有反复鼻衄,或女性患者阴道出血过多等,可引起失血性贫血。

(二)消化道出血

急性 ITP 或慢性 ITP 急性发作时,血小板极度减少,计数$<10\times10^9$/L 时可引起消化道出血。有的患者原有慢性消化性溃疡,加之长期口服泼尼松也可引起出血。

(三)颅内出血

急性 ITP 早期严重广泛性全身出血的同时可并发脑出血,是导致 ITP 死亡的主要原因之一。

(四)感染

感染见于慢性 ITP,反复发作,或长期应用激素后,使机体免疫功能低下,常可导致真菌感染。

五、中医治疗

因本病基本病理为热毒蕴结于营血,血热妄行,阴虚火旺及脏腑气血亏虚,故清热解毒,滋阴凉血,补气摄血为本病的治疗大法。三者当根据不同症情而有所侧重,要严格注意把握病机。

本病临床上有虚、实、急、慢之分,实者多属急性 ITP,以热毒内陷营血或阳明胃热炽盛居多;虚者多属慢性 ITP,以脾气虚弱,统摄无权和阴虚火旺,迫血妄行为主,有兼肾阳虚或瘀血等变化,更有虚实错杂为患,病机愈加复杂。治疗之法,实火当以清热解毒为主,辅以凉血止血;虚火当以滋阴清热为主,佐以凉血止血;虚证当以补脾益气,摄血止血为治疗大法。若出血过多,症情危急,应本着急则治标,缓则治本的原则,先止血治标为主,待病情稳定,紫癜减少,转手扶正治本。因本病属难治顽症,有属本虚标实,或实多虚少,虚多实少,应根据标本虚实缓急,权衡轻重,先后主次有序,不可犯虚虚实实之戒。

(一)辨证施治

1. 血热妄行

(1)主症:出血较为严重,量多而鲜红,皮下紫癜,或瘀斑成片,鼻出血频繁,齿龈渗血,口腔黏膜及舌面血疱,或伴有起病急骤,发热,口干,咽痛,小便黄赤,大便干结。舌质红,苔薄黄,脉浮数或滑数。

(2)治法:清热解毒,凉血止血。

(3)处方:犀角地黄汤加减。水牛角 30 g(先煎),或羚羊角粉 1 g(冲服),生地黄 20 g,牡丹皮 10 g,赤芍 10 g,金银花 15 g,连翘 10 g,板蓝根 20 g,生军 6 g,紫草 15 g,三七粉 2 g(冲服)。

(4)阐述:本证多见于急性或慢性因外感邪热引动实火,临床以火盛动血,灼伤脉络,导致各种出血。

方中用水牛角或羚羊角粉清营凉血,泄热解毒,生地凉血泄营,又能滋热邪所伤之阴,且能止血;赤芍、牡丹皮清热凉血又可活血散瘀;金银花、连翘、板蓝根清热解毒透邪外出;大黄清热泻火引热下行;紫草、三七粉令血止而不留瘀。加减:鼻衄,加黄芩、牛膝、代赭石清肺热。引血下行;齿衄,加生石膏、黄连、知母清胃热;便血,加槐角、地榆;尿血,加大小蓟、藕节清热利尿止血。

2. 阴虚火旺

(1)主症:紫癜散在,时隐时现,色紫红,五心烦热,夜寐盗汗,头晕目眩,腰膝酸软,齿、鼻衄血或妇女月经量过多。舌淡干少津或舌红少苔,脉细数。

(2)治法:滋阴清热,凉血止血。

(3)处方:知柏地黄汤合茜根散加减。

知母 12 g,黄柏 10 g,生地黄 25 g,牡丹皮 12 g,女贞子 20 g,旱莲草 10 g,麦冬 15 g,天门冬 15 g,仙鹤草 15 g,茜草 10 g,侧柏叶 10 g。

(4)阐述:方中用知母、黄柏清热降火;生地黄、牡丹皮滋阴凉血止血;麦冬、天冬滋阴降火;女贞子、旱莲草滋补肝肾;茜草有交心肾水火,补血化瘀止血之功;仙鹤草、侧柏叶凉血止血;诸药合用起到滋阴清热,凉血止血的作用。加减:本证亦可用大补阴丸加减以滋阴降火;凉血止血;出血严重,加白茅根、藕节、土大黄以加强止血之功;阴虚阳亢,加煅龙牡、龟甲滋阴潜阳;潮热明显,加地骨皮、青蒿、白薇清虚热。

3. 气不摄血

(1)主症:病久不愈,反复发生肌衄,血色淡红;神疲乏力,气短,自汗,面色无华或萎黄,食欲缺乏。舌质淡胖有齿痕,苔薄,脉沉细或濡弱。

(2)治法:健脾益气,摄血止血。

(3)处方:归脾汤加减。

党参 15 g,黄芪 20 g,白术 10 g,龙眼肉 10 g,木香 6 g,茯苓 10 g,阿胶 10 g,仙鹤草 30 g,山药 10 g,血余炭 10 g,炙甘草 10 g。

(4)阐述:本证常见于慢性患者,治疗所需周期长,起效较缓,也可兼见他证。方中用党参、黄芪补气健脾摄血;龙眼肉养血和营;茯苓、白术、怀山药健脾助运;阿胶养血止血;仙鹤草补虚收敛止血;血余炭烧炭止血;炙甘草健脾和胃,调和诸药;诸药合用有益气健脾,摄血止血之功。若见心悸明显,加远志、五味子;月经淋漓不尽,加川断炭、棕榈炭等。

4. 肝胆火旺

(1)主症:皮肤紫癜,或伴寒热往来,口苦咽干,胸胁满闷,急躁易怒，齿鼻衄血，尿黄。舌边尖红；苔黄，脉弦数或滑数。

(2)治法：疏肝清热，凉血止血。

(3)处方：自拟柴胡木贼汤加减。

柴胡 10 g，黄芩 12 g，木贼 10 g，青蒿 15 g，茜草 15 g，仙鹤草 20 g，马鞭草 15 g，白茅根 30 g，龙胆草 10 g，甘草 6 g。

(4)阐述：方中用柴胡疏肝清热，和解少阳；黄芩、龙胆草清肝泻火；木贼、青蒿入肝胆经，与柴胡合用起到疏风清热之效；茜草、仙鹤草止血；马鞭草清热解毒，活血散瘀；白茅根利水清热，凉血止血，令热邪出于下焦；诸药合用起到疏肝清热，凉血止血的功效。若出现肝火犯胃，心烦喜呕，可加半夏和胃降逆。

以上各型均可兼有淤血内阻，紫斑难以消退，脾大，舌质青紫，可加丹参、鸡血藤、当归、赤芍、蒲黄炭等。

(二)特色经验探要

出血是本病的主要征象，治疗要根据急则治其标，缓则治其本的原则，要在辨证施治的基础上，对出血加强止血，尤其急性期出血量大势急者。血止后再宁血、补血以调理巩固之，这是治愈本病，减少并发症，缩短病程的关键，临床要严格把握病机，正确施治。

1. 不同部位出血的处理

(1)鼻衄：鼻为肺窍，治疗在辨证施治的基础上加用黄芩、白茅根、藕节。属肺火壅盛者参用泻肺散；属肝火者参用龙胆泻肝汤。

(2)齿龈出血：齿虽属肾，而满口之中，皆属于胃，齿龈为胃经脉络所绕，故齿衄皆见胃火上炎，血随火动，治疗以清胃散加蒲黄、藕节；虚火上炎用玉女煎，并加用代赭石、大黄炭。

(3)吐血与便血：吐血病多在胃，治以泻心汤、清胃散，佐以降气，使气顺吐止，则血不致奔脱。加味四味止血散(白及粉、三七粉、阿胶珠、蒲黄炭)配大黄炭共为细末，加藕粉 30 g，再加水 200 mL，煮开呈糊状，每次 10 g，口服，每日 3 次。治疗血液病消化道出血，收效亦佳。

(4)尿血:尿血乃热结膀胱所致，治疗在辨证施治基础上加用大小蓟、旱莲草、生地榆、白茅根、三七粉。

(5)阴道出血:阴道出血多为脾不统血或久病气虚使血无所归，治疗在归脾汤基础上加补骨脂、赤石脂、煅龙骨、煅牡蛎、三七粉。

(6)颅内出血:颅内出血为本病急危证候，也是本病死亡的主要原因，出血早期未昏迷之前加用安宫牛黄丸。

2. 对于淤血阻络之兼证的用药原则

久病气虚血瘀，凡见血色紫暗，且有瘀滞征象者，当配以活血止血之品，选用蒲黄炭、茜草炭、丹皮炭、丹参、赤芍、三七粉等，使瘀血去则脉络通，血归于常道而血止。且不可过于破血逐瘀，犯虚实之戒，以致出血不止，加重病情。

3. 重视肝胆郁火的临床治疗

本证多见于成年女性，肝胆郁火，肝失条达，血瘀脉络，外溢肌肤而出血。此型患者平素多有肝郁气滞，急躁易怒，致肝火内生，用柴胡木贼汤以“火郁发之”之理，收到满意疗效。

4. 有关自限性的看法

有关资料记载了小儿 ITP 是一种自限性疾病，预后较成人好。88 例 ITP 中有 27% 为 14 岁以下儿童，他们中有部分超过 20 岁仍未痊愈，有 15% 转为慢性。因此，提出了儿童 ITP 自限性应是建立在及时、准确有效治疗的基础上，否则仍会转为慢性，甚至会因颅内出血造成死亡。

六、西医治疗

(一)一般治疗

ITP 急性期有严重出血者应卧床休息，防止出血加重。一般止血药物的止血效果多不理想。鼻衄可用局部填塞法;有消化道出血或颅内出血先兆者可输注血小板悬液;慢性女性患者月经过多时,可在月经来潮前10~14 d肌内注射丙酸睾酮,每日1次,每次100 mg,至月经来潮后停用,可取得较好疗效。

(二)肾上腺皮质激素

肾上腺皮质激素为急性ITP的首选药,近期疗效较好,一般用药后1周出血减轻,2周血小板开始上升。

1. 治疗机制

(1)能阻遏被抗体包被的血小板阻留在脾内,并阻止这种血小板黏附于巨噬细胞而被吞噬。

(2)抑制单核巨噬细胞的铁及C3受体以及它们的趋化功能。

(3)激素可使PA IgG很快下降。

(4)抑制迟发型超敏反应,加强毛细血管的致密性。

2. 用法与用量

泼尼松0.5~1.0 mg/(kg·d),分次口服或早晨一次顿服,连用2周。血小板计数上升达100×10^9/L后开始减量,每周减5 mg,减至10 mg,如血小板仍正常可维持1个月左右停用。如用药2周血小板较用药前无明显上升则减量以至停用,更换其他药物。也可用氢化可的松或地塞米松静脉滴注。

激素有效的标准是临床无出血症状,血小板计数>$(80\sim100)\times10^9$/L。

3. 不良反应

长期用药后,因皮质激素的抗同化代谢作用,影响了血管支架组织,易致继发性血管缺陷性出血。故用药超过3个月应酌情加用同化类激素如苯丙酸诺龙。

(三)免疫抑制剂

1. 适应证

(1)激素和脾切除治疗无效或反复发作者。

(2)不适于脾切除者。

(3)对皮质激素有禁忌或因不良反应不适合长期应用者。

2. 常用药物

(1)长春生物碱(VCR)1~2 mg/d 或长春碱 5~10 mg/d,每周1次,共4~6次。

(2)环磷酰胺(CTX)100~200 mg 分3次口服或 0.3~0.6 g/m^2 静脉滴注,每周1次,共4~6次。

(3)硫唑嘌呤(AZP)每日 1~3 mg/kg,口服,4~6周,甚至数月才见效。

(四)脾切除

1. 适应证

(1)5岁以上的慢性ITP反复发作,病程在6个月以上,经采用各种内科方法,病情不能控制。

(2)激素治疗无效或激素依赖者。

(3)激素治疗有禁忌证。

(4)急性ITP用药物治疗无效,而出血严重危及生命时,可施行紧急脾切除术。

2. 禁忌证

(1)首次发病的早期病例,尤其是儿童。

(2)5岁以下儿童,脾切除后易发生感染。

(3)妊娠患ITP。

(4)患有心脏病等严重疾病,不能耐受手术。

(五)其他治疗

(1)大量血浆置换术,可去除抗血小板抗体和免疫复合物。

(2)大剂量丙种球蛋白静脉滴注,0.4 g/(kg·d),连用5 d。

(3)达那唑 400~600 mg/d,分2~3次口服,连用2个月,无效停药。

(4)环孢素 4~12 mg/(kg·d)口服。或口服氨肽素、大剂量维生素C。

九、中西医优化选择

对于急性 ITP 和慢性 ITP 急性发作时，应遵循急则治其标，缓则治其本的原则，首选西医治疗，如输注血小板、血浆置换、大剂量丙种球蛋白及止血药等应用，以保证患者生命安全，并同时给予激素治疗，使出血症状得以及时控制，血小板计数上升。当病情缓解后，应以中医药以治其本。

对于慢性 ITP，宜首选中医药治疗，因为慢性 ITP 对多种西药治疗均难以取效。中医药可使用多种治法，标本兼顾，改善病情并促使血小板回升在安全水平（血小板计数在 50×10^9/L 左右），使患者处于长期的缓解状态，部分患者可达到治愈。

对于难治 ITP，由于激素应用时间长，不良反应大，并发症多，致使患者生活质量下降，表现阴虚内热症状明显如五心烦热、夜间盗汗，手颤抖，血糖升高，甚至不能耐受。此时应及时减少激素剂量或尽快停用，给予滋阴清热，凉血止血方药治疗。

十、饮食调护

该病急性期，出血严重者，要进清淡易消化食物，有消化道出血者禁食。平素可用冰硼散、锡类散各 1 支放入 500 mL 凉白开水中，每日饭前饭后漱口，以保持口腔清洁并可防止感染。慢性患者饮食亦宜清淡为主，多食新鲜蔬菜及含高胶原蛋白类食物，禁食辛辣刺激之味。并需调情志，慎起居，避免剧烈运动及磕碰、创伤。

第五章 骨髓增生性疾病

骨髓增生性疾病是一组不明原因的由于骨髓组织恶性增生所形成的一组综合征。其共同特点是骨髓中具有分化出粒系列、红系列、巨核系列和成纤维细胞等细胞的多能干细胞发生病理变化，致使某一系列细胞或二系列或三系列以上细胞恶性增生，引起各种不同类型的骨髓增生性疾病。本章主要讲述原发性骨髓纤维化、真性红细胞增多症以及原发性血小板增多症。

第一节 原发性骨髓纤维化

原发性骨髓纤维化简称髓纤，是一种由于骨髓造血组织中胶原增生，其纤维组织严重地影响造血功能所引起的一种骨髓增生性疾病。原发性骨髓纤维化又称"骨髓硬化症""原因不明的髓样化生"。本病具有不同程度的原发性骨髓纤维化组织增生，以及主要发生在脾、其次在肝和淋巴结内的髓外造血，典型的临床表现为幼红细胞及幼粒细胞性贫血，并有较多的泪滴状红细胞，骨髓穿刺常出现干抽，脾常明显肿大，并具有不同程度的骨质硬化。本病属少见疾病，发病率为(0.2～2.0)/10 万。发病年龄多为 50～70 岁，也可见于婴幼儿，男性略高于女性。

本病一般起病缓慢，早期无任何症状，随着病情发展逐渐出现乏力、盗汗、心慌等症状。多数进展缓慢，病程 1 ~ 30 年不等，通常自然病程为 5 ~ 7 年。大多数因充血性心力衰竭、感染、出血死亡，约 20% 可转变为急性白血病。

原发性骨髓纤维化起病慢，病程较长，多见虚衰诸症，以久虚不复，渐至脏腑、气血亏损，腹中肿块瘀积于肋下，日久不移为主要证候病机特征，属中医“癥积”“虚劳”范畴。

一、病因病机

（一）病因

1. 起始病因

（1）情志抑郁：七情内伤。首先病及气分，使肝气不舒，脾气郁结，导致肝脾气机阻滞继则由气及血，使血行不畅，经隧不利，脉络瘀阻，气滞血瘀，日积月累，凝结成块而致本病。

（2）饮食不节：由于饮酒过度，或嗜食肥甘厚味，煎炸辛辣之品或饮食不节损伤脾胃，使脾失健运，以致湿浊内停，凝结成痰。痰浊阻滞之后，又会进一步影响气血的正常运行，形成气机郁滞，血脉瘀阻，气血痰互相搏结，而引起本病。

（3）邪毒侵袭：寒邪、湿热等多种外邪及邪毒，如果长时间作用于人体，或侵袭人体后留着不去，均可以导致脏腑失和，气血运行不畅，痰浊内生，日久而形成本病。

2. 继发病因

宿疾正虚，久虚不复，渐至脏腑功能受损，形气不足，易为病邪侵袭，以致精不化气。气虚、气滞而血瘀，腹中积块，积于肋下，日久不移，虚损加重而致本病。

（二）病机

本病发病原因各异，根据临床特点，正气亏虚是本病发病的内在因素，凡脾肾不足，或先天禀赋不足，或后天失调，脾肾亏虚；因七情内伤、饮食不节，邪毒侵袭，气因邪遏，脉络不畅，阴血凝聚，发为本病。本病为脏病,归属血分,由于正气不足,肝失疏泄,气血伤损而致邪毒侵袭,或饮食冷积蓄积留止,痰毒凝聚体内,乃伤脾胃,肝经气机郁滞,脉络瘀滞,日久酿成癥积。病变主要累及肝脾两脏,久则伤肾。临床证候以虚实夹杂居多,早期表现以实证为主,晚期以虚证为主,往往是实中夹虚,虚中夹实,初期多以实证为主,正气未虚。

二、辨病

(一)症状及体征

本病多数起病缓慢,早期可无任何症状,其后逐渐出现疲乏、盗汗、心慌、苍白、气短等虚弱症状及腹痛、腹块、骨痛、黄疸等。本病多数进展缓慢,病程 1 ~ 30 年,部分可转变为急性白血病。少数表现为急性原发性骨髓纤维化,其病程短且凶险,多于 1 年内死亡。本病主要表现如下。

(1)逐渐出现的疲乏无力、消瘦衰弱。

(2)皮肤黏膜苍白、紫癜。

(3)部分患者有骨关节疼痛、肾绞痛、发热,左上腹不适、沉重压迫感或疼痛。

(4)肝脾肿大,以脾肿大显著。

(5)晚期患者可有严重贫血和出血。

(二)辅助检查

(1)血象:大多数患者就诊时均有轻重不等的贫血,晚期可有严重贫血,贫血通常属正细胞正色素型。红细胞的形态有明显的大小不一及畸形,网织红细胞 2% ~5%。外周血出现泪滴样红细胞、幼红细胞及幼粒细胞或巨大血小板是本病的特征之一。

(2)白细胞计数:早期大部分患者增多,一般为(10 ~ 20) × 10^9/L,很少超过 50× 10^9/L,分类中以成熟中性粒细胞为主,也可见到中幼粒及晚幼粒细胞,少数可见 5% 以下原粒和早幼粒细胞。嗜酸和嗜碱粒细胞也可轻度增多，70%的患者粒细胞碱性磷酸酶活性异常增高。

(3)血小板计数和功能：均有异常，早期血小板可增加，个别可达1 000×10^9/L，血小板随病情进展逐渐减少。外周血中可见到大而畸形血小板，偶见巨核细胞碎片。

(4)骨髓穿刺涂片及活检：骨髓穿刺术出现"干抽现象"是本病的一个特点，骨髓涂片早期可为增生象，中晚期出现有核细胞增生低下，转为白血病时，原始细胞明显增多。骨髓活检可见到大量网状纤维组织为诊断本病的依据，根据骨髓中保留的造血组织和纤维组织增生的程度不同，骨髓病理改变可分为三期：①早期全血细胞增生伴纤维组织增生；②中期骨髓萎缩与纤维化；③晚期原发性骨纤维化和骨质硬化。

(5)染色体和分子生物学检查：目前没有发现特征性染色体变化，少数患者呈三体型染色体异常。

(6)X射线检查：约有50%的患者X射线检查有骨质硬化表现，骨质密度不均匀性增加，伴有斑点状透亮区，形成所谓"毛玻璃样"改变，也可见到新骨形成及骨膜花边样增厚，骨质变化好发于胸骨、肋骨、脊椎、肱骨、锁骨、骨盆等，部分患者也有颅骨变化。

(7)放射性核素骨髓扫描：患者肝、脾等髓外造血区积累了大量放射核素，出现放射浓缩区，有纤维组织增生的长骨近端、躯干的红髓部位则不能显示放射浓缩区。

(8)其他检查：部分患者血清尿酸、乳酸脱氢酶、碱性磷酸酶、维生素B_{12}及组胺均见增高。

三、类病辨别

(1)慢性粒细胞白血病：两者均可有巨脾、白细胞数增高，周围血出现中幼粒、晚幼粒细胞等粒细胞增生象，但慢性粒细胞白血病发病年龄较轻，白细胞计数常超过100×10^9/L，血涂片中较少有幼粒细胞,红细胞的畸形也不似原发性骨髓纤维化典型。白细胞碱性磷酸酶活性降低或消失及 Ph1 染色体可与原发性骨髓纤维化区别。

(2)本病尚需与低增生性急性白血病及引起幼粒-幼红细胞贫血的其他疾病相区别。继发性骨髓纤维化可从临床表现或特殊检查中获得确诊。有时需要多部位、多次的骨髓涂片及活检,才能除外继发性骨髓纤维化。

四、中医治疗

(一)治疗原则

治疗大法依据邪气盛衰,湿浊邪毒及其邪正关系而定,病位与病性是治疗大法的主要依据。原发性骨髓纤维化初期,以胁下痞块,伴逐渐出现虚衰症状为主,治以扶正达邪。癥积为脏病,归属血分,病变主要累及肝脾两脏,久则伤肾。在治疗过程中,要注意中医整体观,采用不同的方法,体现急则治其标,缓则治其本,或标本兼治的原则。

(二)分证论治

1. 气滞血瘀证

证候:腹中积块,脘腹胀满,时有嗳气,头晕心悸,胁痛,面色灰暗,肌肤甲错,苔薄腻,舌质暗红或有瘀斑,脉弦或涩。

治法:疏肝化瘀,软坚消积。

方药:开杯散加减。常用药物包括柴胡、青皮、香附、枳实、槟榔、三棱、莪术、红花、陈皮、半夏、茯苓、甘草、草豆蔻、生姜、丹参、昆布。

加减:脘腹胀痛较甚者,可酌加台乌药、紫苏梗、佛手片等药物调和肝胃;若郁火伤阴动血而见齿衄、鼻衄者,可加女贞子、旱莲草、鲜茅根、炒槐花滋阴降火,凉血止血。

2. 湿毒瘀血证

证候:胁下积块,泛恶纳呆,口苦,口腻,腹满疼痛,大便溏薄,神疲乏力或身目发黄,小便赤,腹大消瘦,面色灰暗,苔薄黄或黄腻,舌暗红或紫红,脉弦或弦数。

治法:化湿泄毒,除满消积。

方药:柴平汤加减。常用药物包括半夏、陈皮、苍术、厚朴、山楂肉、神曲、三棱、柴胡、黄芩、青皮、甘草、生姜、大枣。

加减:有身目发黄,久不消退,面色灰暗,证属阴黄者,加茵陈蒿、干姜、炒白术、姜黄等药物温中健脾,除湿退黄;腹大、尿赤者,合用五苓散健脾利水。并选用车前子、金钱草、陈葫芦瓢、䗪虫、琥珀粉及蟋蟀粉(吞服)疏导脉络,以达利水通络之功;因湿毒不化,风邪挟痰上扰清窍而见头目昏眩者,加用制南星、猫爪草、天麻、钩藤、生牡蛎等药物化痰散结,兼以平熄肝风;水因脾虚失运,气血不足,症见神疲乏力,纳减便溏,心悸气短,舌质暗,酌加党参、黄芪以益气生血辅以沉香、鸡内金、木香、砂仁、制香附消补兼施。

3. 瘀热伤阴证

证候:肋下癥积,心烦易怒,头晕头痛,口渴唇燥,齿龈出血,时或鼻衄,甚则便血、呕血,形瘦纳呆,苔少舌红少津,脉细数。

治法:凉血散瘀,软坚滋阴。

方药:犀角地黄汤合滋水清肝饮加减。常用药物包括水牛角(先煎)、牡丹皮、赤芍、生地黄、山茱萸、当归、白芍、山药、柴胡、山楂、茯苓、泽泻、酸枣仁、阿胶(烊化)、玄参、龟板、鳖甲。

加减:鼻衄、齿衄甚者可加用代赭石、鲜茅根、青黛、生石膏、川牛膝引火下行;便血呕血可用泻心汤,解胃热而清心火,以平诸经上逆之火。因脾虚肝郁,而乏力明显,纳减形瘦者,合用四君子汤加佛手片、苏梗、制香附调和肝脾。

4. 气血瘀结证

证候:积块质硬,神疲乏力,食少便溏,心悸气短,头晕目眩,面色灰暗或呈黧黑，形态虚衰，苔薄腻，舌质暗，脉细涩或弦细。

治法：益气活血，软坚散结。

方药：八珍汤合三棱汤加减。常用药物包括党参、焦白术、茯苓、甘草、当归、熟地黄、川芎、白芍、三棱、莪术、槟榔、木香。

加减：气虚为甚，表虚不固而畏寒自汗，肢冷麻木者加生黄芪、桂枝，或与炮附块、肉桂同用，以振复心阳，疏通血脉；劳积久为癥积，腹胀为甚者，去熟地黄、白芍，加鸡内金、生山楂、制香附；若癥块甚大，腹痛加剧者，选用生大黄、水红花子、水蛭，配合山慈菇、穿山甲、猪爪草等药物软坚散结，或人参鳖甲丸包煎。

（三）中医特色治疗

1. 专方专药

（1）大黄䗪虫丸：每次 1～2 丸，每日 2 次，口服。主治气滞血瘀或气血两虚挟瘀。出血者慎用。

（2）青黄散：每次 3～4 g，每日 2 次，口服。主治脾大明显者。全血细胞减少者酌情使用。

（3）养血饮：每次 10～20 mL，每日 2 次，口服。主治气血两虚者，适用于全血细胞减少者。

（4）云南白药：每次 0.5 g，每日 2 次，口服。功能为活血化瘀，止血止痛，适用于出血及疼痛明显者。

（5）十全大补丸：每次 1～2 丸，每日 2 次，口服。功能为气血双补。用于虚证为主型者。

（6）河车大造丸：每次 1～2 丸，每日 2 次，口服。功能为滋阴补肾。用于肝肾阴虚为主型者。

2. 名老中医经验

（1）谢仁敷等认为，原发性骨髓纤维化的发生是由于感受邪毒及气血瘀阻，留滞日久而成。故治疗上采用行气活血，清热解毒法。选用膈下逐瘀汤加减治疗。方用黄芪、五灵脂、当归、川芎、桃仁、牡丹皮、赤芍、乌药、延胡索、香附、红花、枳壳。另用青黛、雄黄研末混合内服，每次 2～3 g，每日 3 次。

(2)叶华云认为，原发性骨髓纤维化中医诊断为“骨痿”“髓空”，不能生血。治当求本，给予生血、补血、止血药。方剂：熟地黄 15 g，党参 15 g，炙鳖甲 10 g，桑椹 15 g，阿胶(烊化)10 g，生牡蛎 30 g，茵陈 15 g，焦山楂 15 g，每日 1 剂，水煎服。同时予泼尼松 5 mg，每日 3 次。半个月后症状减轻，调整方剂，原方加减改为当归 15 g，炙甘草 10 g，白芍 10 g，熟地黄 15 g，桑椹 15 g，川芎 10 g，黄精 15 g，玉竹 15 g，紫河车 15 g，紫草 10 g，炙鳖甲 10 g，炙龟板 10 g，阿胶(烊化)10 g，水牛角粉(冲服)4 g，丹参 10 g，每日 1 剂。连服 1 个月后，血象基本正常，继服原方 3 个月巩固疗效。

3. 中医特色疗法

(1)中医饮食疗法：加强营养，多补充蛋白质及各种维生素。可适当多进补肾、养血的食物，如核桃、红枣、花生等。适用于贫血、虚弱等症状及化疗后骨髓抑制者。

1)人参炖瘦肉：红参或西洋参 10 g，瘦猪肉少许，加水 200 mL，文火炖 2 h，加盐少许食用，大补元气。适用于气虚明显者。

2)乌鸡炖枸杞：干乌鸡半只，枸杞子 10 g，加水 300 mL，生姜 2 片，文火炖 2 h，加盐少许食用，滋补肾阴，适用于肾阴亏虚者。

3)黑豆羊肉汤：黑豆一小把，生姜 2 片，羊肉 50 g，文火炖 2 h，加盐少许食用，温阳补肾。适用于肾阳虚者。

4)黑豆塘虱汤：黑豆一小把(炒香)，生姜 2 片，塘虱鱼 1 条(洗净)，加水 1 000 mL，文火熬 1 h 加油盐少许食用，温补肾阳。适用于肾阳虚者。

(2)针灸疗法：肋下腹痛者，可取足三里、三阴交、内关等，采用平补平泻手法。

五、西医治疗

原发性骨髓纤维化患者面临一系列临床问题，如贫血、脾脏肿大、体质性症状、症状性髓外造血等，应尽早确认这些临床问题并给予适当处理。

1. 贫血

血红蛋白<100 g/L 应开始贫血治疗。现今已证实，对原发性骨髓纤维化贫血有效的药物有糖皮质激素、雄激素、促红细胞生成素和免疫调节剂，但所有这些药物均有不足之处，目前尚未进行临床对照试验。

雄激素可使 1/3～1/2 的患者的贫血情况得到改善，糖皮质激素可使 1/3 严重贫血或血小板减少的患者得到改善，因此，伴贫血和(或)血小板减少的患者，初治时可联合雄激素(司坦唑醇 6 mg，每日 1 次或达那唑 200 mg，每日 3 次，口服)和糖皮质激素(泼尼松 30 mg/d)，至少 3 个月。如果疗效好，雄激素继续使用，糖皮质激素逐渐减量。

促红细胞生成素治疗原发性骨髓纤维化的观点尚不统一。有作者对已发表文献进行 Meta 分析的结论是促红细胞生成素治疗原发性骨髓纤维化贫血的有效率为 30%～40%。主要适用于血清促红细胞生成素<100 U/L 的贫血患者，常用剂量为每周30 000～50 000 U。

沙利度胺单药用量为 100～400 mg/d。小剂量沙利度胺(50 mg/d)联合泼尼松[0.5 mg/(kg·d)]较单用沙利度胺能提高疗效并减少不良反应。来那度胺单药治疗骨髓纤维化的Ⅱ期临床试验结果表明，贫血、脾大和血小板减少的有效率分别为 22%、33% 和 50%。在来那度胺(血小板<$100×10^9$/L 患者起始剂量为 5 mg/d，血小板≥$100×10^9$/L 患者起始剂量为 10 mg/d，连续服用 21 d、停药 7 d。28 d 为 1 个周期)联合泼尼松(30 mg/d)的Ⅱ期临床试验中，贫血和脾大的有效率分别为 30% 和 42%。

2. 脾大

有症状的脾大患者的首选药物是羟基脲，该药也用于控制有症状的血小板增多和(或)白细胞增多。脾区照射只能暂时获益。脾切除术仍为药物治疗无效的脾大患者可行的治疗选择。

羟基脲缩脾的有效率约为40%。羟基脲治疗无效的患者可改用其他骨髓抑制剂,如静脉克拉屈滨[5 mg/(m·d),输注2 h,连用5 d,1个月为1个疗程,重复4~6个疗程],口服马法兰(2.5 mg,每周3次)或口服白消安(2~6 mg/d,密切监测血常规)。相对而言,在原发性骨髓纤维化治疗中,干扰素-α的耐受性差且疗效有限。

受累区放射治疗可缓解肝、脾肿大所致的饱胀症状,但症状缓解时间较短(中位期3~6个月)。脾区照射的总剂量为0.1~0.5 Gy(分为5~10次照射),可出现因血细胞减少而致的10%以上的死亡率。对于药物治疗无效的有症状的脾脏肿大患者可考虑脾切除术。

3. 体质性症状

当前推断细胞因子的异常产生与原发性骨髓纤维化相关体质性症状和恶病质有因果关系。原发性骨纤维化患者的体质性症状可很严重,须视为一个重要的治疗指征。针对脾脏肿大的治疗常可部分缓解体质性症状。芦可替尼可显著改善原发性骨髓纤维化的体质性症状。

4. 非肝脾内造血

胸椎椎体是原发性骨髓纤维化患者非肝脾性髓外造血的最常见部位。其他的部位包括淋巴结、肺、胸膜、小肠、腹膜、泌尿生殖道和心脏。当出现临床症状时,可采用低剂量病灶局部放疗(0.1~1.0 Gy,分为5~10次照射)。目前,低剂量放疗是原发性骨髓纤维化相关非肝脾非肝脾性髓外造血的治疗选择。

5. 脾切除术

原发性骨髓纤维化脾切除术的围手术期死亡率为5%~10%,术后并发症见于约50%的患者。并发症包括手术部位出血、血栓形成、膈下脓肿、肝脏加速肿大、血小板极度增多和伴原始细胞过多的白细胞增多。考虑脾切除的患者须体能状况良好且无弥漫性血管内凝血的临床或实验室证据。

脾切除术的指征包括有症状的门脉高压(如静脉曲张出血、腹水),药物难治的显著脾肿大伴疼痛或合并严重恶病质,以及依赖输血的贫血。相反,严重的血小板减少是即将发生白血病转化的标志,切脾对此类患者的总体预后不会有良好的影响。脾切除术前推荐的预防性措施包括给予降细胞药物和抗凝药物。应维持血小板 $<400\times10^9$/L,因为术后可能出现极度血小板增多。建议由有经验的外科小组进行手术。

6. *JAK*2 抑制剂

2010 年首次报道芦可替尼对原发性骨髓纤维化患者有效。两个大系列的Ⅲ期临床试验 COMFORT-1 和 COMFORT-2 进一步肯定了芦可替尼在缩脾和改善原发性骨髓纤维化相关症状的疗效,而且证实芦可替尼与现有常规原发性骨髓纤维化治疗药物相比,可显著延长患者的总体生存期。2011 年 11 月和 2012 年 8 月,美国 FDA 和欧盟 EMA 分别批准芦可替尼用于治疗原发性骨髓纤维化患者。中国(63 例)、韩国、日本和中国台湾地区的国际多中心Ⅱ期临床试验结果基本与 COMFORT-1 和 COMFORT-2 相似。英国原发性骨髓纤维化研究和诊治指南(2014)推荐,原发性骨髓纤维化患者在以下情况首选芦可替尼治疗:①症状性脾脏肿大;②影响生活质量的原发性骨髓纤维化相关症状;③原发性骨髓纤维化导致的肝脏肿大和门脉高压。治疗前血小板 $>200\times10^9$/L 患者推荐起始剂量为 20 mg,每日 2 次;血小板为 $(100\sim200)\times10^9$/患者,推荐起始剂量为 15 mg,每日 2 次;血小板为 $(50\sim100)\times10^9$/L 患者推荐起始剂量为 5 mg,每日 2 次。前 4 周不应增加剂量,调整剂量间隔至少 2 周,最大用量为 25 mg,每日 2 次。治疗过程中,血小板 $<100\times10^9$/L,应考虑减量;血小板 $<50\times10^9$/L 或中性粒细胞绝对

值<0.5×10^9/L 应停药。芦可替尼最常见的血液学不良反应为3/4级贫血、血小板减少及中性粒细胞减少，但极少导致治疗中断。治疗过程中，出现贫血的患者可加用促红细胞生成素或达那唑。停药应在7～10 d内逐渐减停，应避免突然停药，推荐停药过程中加用泼尼松20～30 mg/d。

7. 异基因造血干细胞移植

异基因造血干细胞移植（allo-HSCT）是目前唯一可能治愈原发性骨髓纤维化的治疗方法，但有相当高的治疗相关死亡率和罹病率。常规强度预处理的allo-HSCT患者的1年治疗相关死亡率约为30%，总体生存率为50%。减低强度预处理者，5年中位生存率约为45%，与治疗相关和复发相关死亡率相近。与之相比，最近的一项研究显示，符合移植条件（IPSS高危或中危-2患者，<60岁）但未行HSCT的原发性骨髓纤维化患者，1年和3年生存率分别为71%～95%和55%～77%。

对于预计中位生存期<5年且符合移植条件者，应权衡allo-HSCT相关合并症的风险。这将包括IPSS高危（中位生存期约27个月）或中危-2（中位生存期约48个月）患者，以及输血依赖（中位生存期约20个月）或有不良细胞遗传学异常（中位生存期约40个月）的患者。还必须考虑其他可导致allo-HSCT失败的不良因素：红细胞输注负荷，重度脾大，使用非HLA相合的同胞供者，HSCT合并疾病指数（HCT-CI）评分高，高龄，疾病晚期和非HLA完全相合的无关供者。如选择allo-HSCT，应咨询有丰富HSCT经验的医生。

8. 急变期的治疗

该期患者的任何治疗效果都很差，应考虑试验性或姑息性治疗。应考虑对有选择的患者进行强烈诱导化疗，然后行allo-HSCT进行巩固。对于拟行HSCT的患者，HSCT前只要疾病逆转至慢性期，也许不需达完全缓解。

六、转归与预后

原发性骨髓纤维化的病程长短很不一致，可以1～20年不等，平均生存期8.3年，中位数生存期4.2年(1.4～5.2年)，28%的原发性骨髓纤维化最终转化为急性白血病。多数患者健康状况每况愈下，贫血进行性加重，脾脏进行性肿大。至晚期骨痛明显。常因出血危及生命。

原发性骨髓纤维化的死亡原因有：感染，占20%～60%；心血管并发症，占10%～40%；脑血管病占10%～20%；出血或血栓性疾病，占15%～25%；急性白血病，占10%～25%。

七、预防与调护

1. 预防

避免接触放射线及苯、铅等化学物质。因职业需要经常暴露在这些损害性因素下者，应严格执行防护措施。日常生活、饮食起居应有规律、劳逸结合，饮食应有节制，尤其要注意勿进食过多煎炸、熏烤、过焦、腌制食物，避免、排除不良情绪的影响，保持乐观、活泼的心理状态，进行适当的体育活动，如缓跑、打太极拳等以通畅气血、调节身心。若患有慢性粒细胞白血病、骨髓炎、骨结核等疾病者，应积极、耐心、持久、规范地治疗，防止病情进一步发展变化，尤其强调应用中医药分证论治以减轻西药的毒副作用，调补身体，可减少继发原发性骨髓纤维化。

2. 调护

(1)生活调护：适当加强锻炼，增强体质，以减少发生感染的机会。生活起居有规律。

(2)饮食调理：加强营养，多补充蛋白质及各种维生素。可适当多进补肾、养血的食物，如核桃、红枣、花生等。适用于贫血、虚弱等症状及化疗后骨髓抑制者。

(3)精神调理:保持豁达乐观情绪,树立战胜疾病的信心,培养坚强的意志。

第二节 真性红细胞增多症

真性红细胞增多症,又叫原发性红细胞增多症(简称真红),是一种因造血干细胞异常增殖而引起的疾病,其血液学特点为血容量和外周血红细胞数绝对增多,常伴白细胞和血小板升高、脾大。由于血容量增加和血黏滞度增加从而引起中枢神经系统和循环系统症状,表现为皮肤红紫,头晕头痛,目赤耳鸣,视力障碍,脾肿大,手足麻木,易怒失眠,记忆力减退及出血、血栓等并发症。本病较为少见,以老年男性居多。Silverstein 和 Lanier 统计每年的发病率为(0.6~1.6)/10 万。总发病数在我国并不高,患者以 31~60 岁者最多,男性多于女性,男女之比 1.3∶1~2∶1。

真性红细胞增多症发病机制,目前有以下几种学说:①红细胞生成素失调。因内生性干细胞的缺陷而不能接受红细胞生成素对红细胞生成的正常控制,自主调节使红细胞造血功能亢进,故红细胞过多增生,造成多血症,进而又抑制了红细胞生成素的产生。②病毒学说。有人从动物体内分离出真性红细胞增多的病毒,它可引起原红、幼红、网织红细胞增多。③肿瘤学说。根据少数患者晚期有白血病病变且用 ^{32}P、白消安治疗有效,提示该病可能是一种红细胞系列的肿瘤性疾病。④染色体的畸变。其中最多见是 C 组染色体中多一个,此外有非整倍体和缺失的畸变。还有人提出骨髓增殖性疾患、骨髓血管纤维化、组织缺氧等病因均可导致真红的发生。

中医学将本病归属于"血瘀""血实""血证""癥瘕"等范畴。主要病因病机有:先天不足,后天失养致气血虚弱,气血不足,血流缓慢，日久脉络瘀阻；或脾肾阳虚，气血失于温养致寒凝血滞；或因素体阳盛，嗜食辛辣，血分郁热，气机不畅，气滞血瘀；或肝气不舒，肝郁气滞，气滞血瘀而成本病；或痰浊内阻，气滞血瘀而致。

一、病因病机

(一)病因

1. 起始病因

(1)外感邪毒：外感温热邪毒，或外感风寒邪毒入里化热，伤及血分，热伤血络，迫血妄行，血溢脉外，离经之血便是瘀血，瘀血与热邪交互为病，发为本病。

(2)七情内伤：情志郁结，五志过极，郁久化热，伤及血分。最终导致血脉阻滞，血热内生。或因瘀血阻络，血溢脉外，则导致鼻衄、齿衄、肌衄，便血、尿血，月经过多等出血诸症，后期的出血可因气不摄血而致。内伤七情，情志郁结导致气血运行不畅，从而出现颜面、唇舌暗紫，目赤，肝脾肿大等气滞血瘀的见症。

(3)烦劳过度：房事不节，伤及肾脏，肾脏虚弱，水不涵木，肝肾阴虚，阴虚火旺，炼液为痰，痰火互结，发为本病。

(4)阳亢体质：素体内热，或过食肥甘厚味、辛辣食物，日久化火，导致火热内盛，或迫血妄行，或痰热互结，出血、瘀血、痰热合邪，本病乃作。

2. 继发病因

脾失统血，溢于脉外；心不主血，血脉瘀阻；肺不主气，血行不畅；肝失疏泄，气滞血瘀；肾不主水，水瘀互结，种种因素致五脏不能正常各司其职而致血脉痹阻。

(二)病机

1. 发病

病因乃外感温热邪毒，或外感风寒邪毒入里化热，伤及血分；或七情内伤，情志郁结，五志过极，郁久化热，伤及血分。最终导致血脉阻滞，血热内生。热伤血络，迫血妄行，或因瘀血阻络，血溢脉外，则导致鼻衄、齿衄、肌衄，便血、尿血，月经过多等出血诸症，后期的出血可因气不摄血而致。内伤七情，情志郁结导致气血运行不畅，从而出现颜面、唇舌暗紫，目赤，肝脾肿大等气滞血瘀的见症。本病不外乎血瘀及肝火二则，临证时常互有参杂，或各有偏重。

2. 病位

病位主要涉及气血虚实以及脏腑功能失调，或感受六淫之邪，或七情内伤，导致气血运行不畅，瘀血、痰火内生。其病位归属于肝，肝藏血，主疏泄，调畅气机，促进脾胃运化，调畅情志。肝失疏泄，气机不畅，气血失调，瘀滞内生；或肝阴虚，阴虚火旺，迫血动血，上扰清窍；或肝郁克脾，肝脾同病。本病多涉及气血，无论气滞、血瘀，应责之于肝，常损及脾肾。

3. 病性

起病缓慢，以邪实为主，兼见本虚，常为标本虚实夹杂，或感受外邪，入里化热，伤及血分，热伤血络，迫血妄行；或肝郁气滞，气机逆乱，气滞血瘀；或肝阴不足，阴虚火旺，虚火上扰则窍不利，炼液为痰，痰火互结；或素体内热，痰热内生，阻滞气机。本病常见气滞、血瘀、实火相互纠结，以阳邪居多，以肝脏受累为主。

4. 病势

一般起病缓慢，因感受外邪，邪毒入里化热，灼伤血络，迫血妄行，血溢脉外，发为瘀血，日久瘀热互结；或因七情内伤，情志郁结，肝失疏泄，气机不畅，瘀结内生；或热邪稽留日久，灼伤阴液，导致肝阴不足，虚火上扰，清窍不利；肝郁、热结、血瘀相搏结，日久损伤脾脏，导致脾失运化，气血生化乏源，气血虚弱；或烦劳过甚，房事不节，损伤肾脏，水不涵木，肝肾同病；病程日久，毒邪内侵，或积热内生，邪毒深入骨髓，耗伤精气，变生他证。

5. 病机转化

由七情内伤、烦劳过甚引起者，以肝阴虚为主；或感受六淫外邪，邪热内盛，迫血妄行，导致实热与瘀血相搏结；或素体内热，过食肥甘辛辣，湿热内生，日久痰火互结；病程日久，耗伤气血，导致气血两虚，复感外邪，导致虚实夹杂，日久伤阴，导致肝阴不足，虚火上扰。本病病机转换化重点在于肝肾失调、气血虚实、阴阳盛衰与正邪转化之间的关系；血热引起者，迫血妄行，血液不循常道，溢于脉外，瘀热互结；肝阴不足引起者，肝病传脾，脾失运化，气血生化不足，气血虚弱；瘀血引起者，阻碍气机，气滞与血瘀互见；病程日久，肝、脾、肾俱病，正虚血瘀，或正虚夹有温热毒邪，但以正虚为主；气血瘀滞日久，可以出现癥瘕积聚。本病病程之中，或虚火内生，或邪热内传，可以令邪伏骨髓，邪毒内蕴，耗血动血，导致精血虚。

二、诊断

(一)临床表现

大多起病缓慢，初起症状不明显，自发病至确诊1个月~20年不等。有的始终无症状，仅在体检时发现，往往在检查血象时才被发现。本病的临床症状与红细胞数增多的程度、血管病变之有无，以及出血倾向和血栓形成等因素有关。常见症状有头晕头胀，头痛，耳鸣眼花，恶热自汗等，有时伴有心绞痛，腹胀纳差，胁痛。由于血管扩张、充血及血管内膜损伤，组织缺氧及血小板质量的异常，患者可有不同部位的出血，如牙、口腔出血，紫癜，咯血，呕血，便血，月经量多，手术后易渗血，身痒，体重减轻等。

1. 主要症状

(1)一般症状：发作隐潜，症状多变，有时可无明显自觉症状，仅于体检时才被发现，或疲乏无力，头昏眩晕。

(2)多血症状：如头痛、头胀、眼花、耳鸣和手足发麻。半数可伴高血压，少数可有静脉栓塞和脑出血。由于红细胞过多，血黏稠度增高，血流缓慢，引起微循环障碍及全身血管充血、扩张，出现各种血管神经症状，如皮肤、黏膜紫红，肢端发绀，颞浅动脉怒张弯曲，高血压，心脏扩大，肝脾肿大，头胀痛，耳鸣失眠，手足感觉异常，视觉障碍，瘫痪，癫病样发作及精神紊乱等。

（3）出血症状：皮肤瘀斑，鼻衄和齿龈出血较常见，还有颅内、子宫、肠道出血及创伤，术后大出血等。除以上症状外，常兼有肢端动脉痉挛及胃肠道症状如腹胀嗳气，便秘或汗出增多，体重减轻等症状。因血管扩张、充血，血管内膜损伤以及血小板寿命缩短，血小板第3因子减少，血块退缩不良等血小板质的异常改变，导致皮肤紫斑，鼻衄，齿龈出血，偶可发生血尿，呕血，阴道出血和颅内出血。

（4）肝脾肿大：约75%患者有轻至中度脾肿大，质较硬；1/3～1/2有肝肿大，部分合并肝硬化。

2. 伴随症状

（1）血栓形成和栓塞症状：常与出血共存，多因血小板增多，血黏稠度增加，血管内膜损伤；血清钙增高及动脉粥样硬化所致。可出现闭塞性脉管炎，肠系膜血管或门静脉血栓形成，心肌梗死，脑血管栓塞等。由于充血和血流缓慢，尤其伴有血小板增多者，可引起血栓形成，梗死、静脉炎。如脑血栓、心肌梗死、心绞痛、血栓闭塞性脉管炎等。

（2）消化道症状：消化性溃疡、胃肠充血致腹胀嗳气、便秘合并消化道出血。

（3）组胺增高的表现：消化性溃疡，皮肤瘙痒，荨麻疹等。最常见的体征为面、鼻、耳、唇、手掌和结膜充血，呈暗红色，如酒醉状。动脉压升高。绝大多数患者有脾脏肿大，但继发性以细胞增多症通常无脾肿大，约1/3患者可有肝肿大，并随疾病发展肿大逐渐明显。

(4)神经系统:早期类似神经症表现,如头晕、失眠、晕厥、瘫痪、肌阵挛病、舞蹈病、癫痫样发作、类似脑瘤、视觉障碍、抑郁、幻觉、健忘等。

(5)其他:①心脏扩大以左心室为明显,可伴高血压和肝脾肿大等;②痛风或尿酸结石;③晚期有的转变为白血病、骨髓纤维化。

(二)实验室检查

1. 血液

色深而稠,黏稠性为正常的5~8倍,红细胞沉降率显著延缓,为1 mm/h左右。胆红素可轻度增加。血比重增加至1.075~1.085(正常男性为1.054~1.062,女性1.048~1.059),血液总容量增加,约为正常之1.5~3.0倍。

2. 血象

(1)血红蛋白测定及红细胞计数明显增加:未治前多次血红蛋白≥180 g/L(男性),或≥170 g/L(女性),红细胞计数≥6.5×10^{12}/L(男性),或≥6.0×10^{12}/L(女性)。

(2)红细胞容量绝对值增加:按^{51}Cr标记红细胞法或^{99}Tc标记红细胞法,示红细胞容量绝对值增加。

(3)红细胞压积增高:男性≥0.54,女性≥0.50。

(4)无感染及其他原因引起白细胞计数多次≥11.0×10^{9}/L。

(5)血小板计数多次>300×10^{9}/L。

(6)外周血中性粒细胞碱性磷酸酶(NAP)积分>100。

3. 骨髓象

骨髓象呈增生明显活跃或增生活跃,红细胞、粒细胞、巨核细胞三系均增生,尤以红系增生为显著,巨核细胞多见;铁染色显示细胞内外铁降低甚至消失;骨髓活检可见不同程度的骨髓纤维化;约10%的患者染色体有附加的C组染色体,未治患者有非整倍体及其他非特异性染色体异常。骨髓增生明显活跃或增生活跃,红系细胞增生尤著,粒、红比例降低。细胞内外铁均减少,巨核细胞增多,有的可见小巨核细胞。红细胞、粒细胞与巨核细胞三系列均增生,尤以红细胞系统为显著。巨核细胞多见,骨髓含铁血黄素及铁粒幼细胞减少或消失。

(三)诊断标准及分期分型标准

1.临床有多血症表现

(1)皮肤、黏膜呈绿红色,尤以两颊、口唇、眼结合膜、手掌等处为著。

(2)脾肿大。

(3)高血压,或病程中有过血栓形成。

2.实验室检查

(1)血红蛋白测定及红细胞计数:明显增加;未治前多次血红蛋白≥180 g/L(男性),或≥170 g/L(女性),红细胞计数≥6.5×10^9/L(男性),或≥6.0×10^9/L(女性)。

(2)红细胞容量绝对值增加:按^{51}Cr标记红细胞法或^{99}Tc标记红细胞法,示红细胞容量绝对值增加。

(3)血细胞比容增高:男性≥0.54,女性≥0.50。

(4)无感染及其他原因引起白细胞计数:多次>11.0×10^9/L。

(5)血小板计数:多次>300×10^9/L。

(6)外周血中性粒细胞碱性磷酸酶(NAP):积分>100。

(7)骨髓象示增生明显活跃或活跃,粒、红与巨核细胞系均增生,尤以红系细胞为显著。

3.能除外继发性红细胞增多症

如高原性红细胞增多症;慢性肺脏疾病引起的红细胞增多,包括阿耶萨综合征;先天性心脏病,特别是法氏四联征;肺换气不良综合征,如皮克威克综合征;异常血红蛋白病(包括遗传性及获得性,后者因大量吸烟,使碳氧血红蛋白浓度达到4.0%~6.8%时可以产生绝对性红细胞增多);某些肿瘤、囊肿和血管异常引起红细胞增多,如肾上腺样瘤、肝细胞癌、小脑成血管细胞瘤、肾囊肿、子宫平滑肌肉瘤、肾盂积水、肾动脉狭窄等，以及家族性及“良性”红细胞增多。

4. 能除外相对性红细胞增多症

如因大量出汗、严重呕吐腹泻、休克等原因引起的暂时性红细胞增多；慢性相对性红细胞增多，如盖斯伯克综合征（Gaisbock 综合征）。

三、证候学特征

（一）中心证候特征

1. 中心证候

面色暗红，胁下积块为本病的主要证候。

2. 辨证要点

（1）面色暗红证候：是以虚火上扰、热迫血行、血瘀气滞为特征，多见口唇紫暗，急躁易怒，口苦胁痛，兼见头晕目赤，耳鸣耳聋，舌质暗红，苔薄黄或黄腻等肝经郁火证；若气虚，不能鼓动血液运行，血液运行迟滞则瘀滞内生，经络受阻，血液不能输布五脏六腑、四肢百骸，则会有头目眩晕，乏力气短，耳鸣、听力减退，胸胁满闷，舌质紫暗有瘀斑，脉弦或涩；若肾脏虚弱，水不涵木，肝肾阴虚者，可有腰膝酸软，头晕耳鸣，五心烦热，性情急躁，虚烦不寐，舌质红少津苔，脉弦细数。气虚、血瘀、肝郁交互为病，血液郁滞胁下，成为癥瘕，刺痛，痛有定处，以夜间为甚；病程日久，则见形证羸瘦，面色黧黑、晦暗等气血阴阳俱损之证。

（2）胁下积块证候：多因气滞或肝郁导致气血运行迟滞，瘀血内生，脉络不和，留滞日久，积而成块常兼见胁肋胀痛或刺痛，面色黧黑，形证消瘦纳差乏力，舌质暗有瘀点，脉弦或细涩；正气不足者，疼痛剧烈，面色萎黄或黧黑，消瘦脱形，饮食大减，舌质淡紫，舌光无苔，脉细数；偏于肝郁者，可以兼见胁肋胀痛，腹胀气满，食少纳呆，女子可以乳房胀痛，月经不调；邪热客于内，可以兼见发热，齿鼻衄血，面色焮红或暗红，舌质红，脉数。

（二）各证特征

由七情内伤，情志郁结或感受六淫邪毒，导致气血失调，损伤脏腑，气机逆乱，气血运行不畅，瘀血、痰火、肝郁交互为邪。血瘀、肝火为本病主要病机，贯穿疾病始终，但由气血阴阳，脏腑虚实，邪正盛衰之偏重不同，各有其分证证候特征。

1. 气滞血瘀证

因七情内伤，气机逆乱，气不能鼓动血液运行，瘀血内阻，瘀血内停，气血运行不利，故面色及口唇紫暗，肌肤甲错；瘀血停于胁下，脉络不和，则出现积块；气机受阻，不通则痛，瘀血留滞不去，故痛有定处，如针刺刀割，固定不移；舌质紫暗，脉细涩均为气滞血瘀之证。

2. 肝郁血瘀证

肝主疏泄，具有条达气机、调节情志功能，若因所愿不遂，忧思郁虑，情志抑郁，或邪毒侵袭肝脉，则致疏泄失职，肝气郁滞。

若肝郁不解，络脉失和，血行不畅，终致瘀血内停，气滞血瘀互为因果，始则气滞而成血瘀，瘀血阻络而反碍气机，如此恶性循环，导致病理变化日益深重。肝经气机郁结不利，故胸胁、乳房、少腹等肝经历过之处发生胀闷疼痛或窜痛；若气滞为主，则多见窜痛；若血瘀为主，则多为刺痛不移；气病及血，气滞血瘀，冲任不调，故月经不调；气聚血结，则酿为积块；舌暗红或有瘀点、瘀斑，脉弦涩，皆气滞血瘀之象。

3. 肝火夹瘀证

因肝经蕴热，或因肝阳化火导致肝经实火炽盛，循经上攻头目，气血涌盛于络脉，则见头晕头痛目眩，面红目赤；足少阳胆经入耳中，肝胆相为表里，肝移热于胆，胆热循经上冲，则耳鸣耳聋；胆气不降，上溢于口，则口苦；热灼津伤，则口干，便秘，尿黄；肝失条达柔顺之性，故急躁易怒；火热上扰心神，则失眠多梦；火热灼伤脉络,迫血妄行,可见吐血衄血;瘀血热毒胶着,聚而为腹中癥块;舌红苔黄,脉弦数为肝经实火亢炽之征。

4. 热扰营血夹瘀证

感受六淫之邪入里化热,或素体内热,或阴虚阳盛,或过食辛辣、肥甘厚味,导致热邪深入营血,营阴受损,故身热夜甚,口渴不甚;若气营两燔,则为壮热口渴;营气通于心,热扰心神,则心烦不寐,甚则神昏谵语;热窜血络,血分热极,迫血妄行,则见出血诸症,瘀热阻络,结于腹中,则为痞块;舌红绛苔黄,脉滑数皆血热有余之象。

(三)证候演变

证候随其发病原因不同而表现各异,多数起病隐袭,发病缓慢。起初可见头晕乏力,眩晕,或首见头目胀痛,眼花耳鸣或手足麻木,性情急躁易怒;部分患者无明显症状,仅见面色暗红,如醉酒状,随病程发展,气血逆乱,波及肝、胆、脾、肾等脏腑,出现气血阴阳失调之表现;本病演变过程中,瘀血贯穿始终,气滞、肝郁、肝经实火、血热妄行可互相转化。病程之初,以气滞为主,气滞血阻,瘀血碍气,两者互为因果,使病情日益深重,瘀血结于胁下,成为积块;肝气郁滞,失于疏泄,急躁易怒,心烦不寐,肝郁化火,可以上扰清窍,出现头晕目赤,耳鸣耳聋等症;肝病传脾,脾土被克,脾失运化,乏力,食少纳呆,便溏;或素体阴虚,复感温热毒邪,热盛于内,迫血妄行,血溢脉外,热瘀搏结;病久耗损肝阴,肝阴不足,肝阳暴张,阳升风动,气血上逆,挟痰火上蒙清窍,发为中风,危及生命。

四、辨证思路

(一)抓住本病证候特征辨证

真性红细胞增多症进展缓慢,以面色暗红,胁下积块的气血壅滞为证候特征,或是头晕头痛,耳鸣目赤,胁痛易怒的肝经实火为证候特征。中医归属于血多、血实等范畴,应抓住本病气血瘀滞,肝经实热或阴精不足等虚实夹杂、本虚标实的特点，同时结合本病病位以及邪实病性进行辨证。

（二）抓住本病病位动态辨察证候变化

应用八纲辨证结合脏腑病证动态辨察证候变化。

本病进展缓慢，早期病多在气血，据其所因，察其病位，若因七情内伤，情志郁结，阻碍气机，气血瘀滞发病，其病位在肝，但依其邪正盛衰，对气血阴阳损伤又有不同，病情较轻，以头晕气短，乏力耳鸣，口唇紫暗，肌肤甲错为主者，多以气滞血瘀为主；若情志抑郁，胸胁或少腹胀闷窜痛，胁下积块，而热证不明显时，则以肝郁血瘀为主；病程发展，阴液受损，阴虚阳盛，肝经火盛，则以面色红赤，头晕目眩，耳鸣目赤，胁痛易怒，胁下积块为主要证候表现；因于感受六淫邪毒，或素体内热复感毒热者，多为气血受病，热迫血行，扰动营血，出现出血、瘀血、热邪相搏结之表现；随病程日久，伤正益甚，可波及肝脾肾三脏，脾肾阳虚，无力温煦，寒邪内生，寒凝气滞，瘀血内停。本病病位在肝，波及脾肾，关乎气血阴阳之变，故当应用八纲辨证结合脏腑病证动态辨察证候变化，动态辨证。

（三）推求标本虚实与脏腑盛衰的关系，辨察瘀血成因

瘀血是本病的主要病理变化之一，贯穿本病始终，由气滞、肝郁、肝火及热毒引起。由于禀赋不足，或后天失养，致使正气虚弱，气虚无力鼓动血液运行，血液运行迟滞而瘀血内停；或肝气郁滞，气机不畅，血郁于胁下日久，而成积块；或肝经火盛，炼液为痰，痰凝气滞，留滞为瘀；或热毒之邪深入营血，血络受损，血不循经，离经而成瘀血。辨证之时，须结合脏腑虚实变化，确立各分证证候。病变早期，伤阴不甚，热象不明显，多以气滞、肝郁为主，随病过程发展，伤阴日甚，则以肝火为主，若正气本虚，复感外邪，正气无力抗邪，邪毒易于化热入里，扰动营血，临床常兼见热毒、出血、瘀血交互为邪的重证。总之，本病一般以邪实为主，本虚为辅，本虚标实，标本夹杂。辨证之时，应理清标本虚实与脏腑盛衰的关系，准

确辨证施治。

(四)辨证疑难点思考

1. 辨证与辨病相结合

真性红细胞增多症有其本身特点,早期以皮肤、黏膜紫红,肢端发绀,头痛头胀,眼花,耳鸣失眠和手足发麻,高血压,心脏扩大,肝脾肿大等多血症状为主的实证证候,随病情发展,除上述表现外常并发栓塞、出血,或合并骨髓纤维化,出现贫血等正气耗损表现,出现正虚邪实,虚实夹杂的病候特征,合并出血时,应分清疾病的阶段,早期出血多为瘀血阻络,血不归经,或血热灼伤脉络,热迫血行;后期多为气不摄血,血溢脉外。病机不同,治则各异,勿犯虚虚实实之戒。

2. 宏观辨证与现代发病机制相结合

真性红细胞增多症多以邪实为主,应分清气滞、肝郁、肝火、热盛之不同,关键在于气血的辨证。气为血之帅,可以鼓动血液运行,气机郁滞,鼓动不利,瘀血内停,与气滞互为因果,恶性循环;或热扰血分,迫血妄行,血溢脉外,而成瘀血;本病气血之变在于气滞、瘀血,脏腑之病多在肝脏,瘀血、肝火贯穿本病。从本病现代发病机制看,早期由于内生性干细胞的缺陷而不能接受红细胞生成素对红细胞生成的正常控制,自主调节使红细胞造血功能亢进,红细胞过度增生,临床出现气血壅滞的多血证候,病情发展,可以向骨髓纤维化或白血病转化,而出现相应的正气虚弱,虚实夹杂之表现,故辨治之时,应与现代发病机制相结合。

五、中医治疗

(一)治疗总则

治疗大法据其先天禀赋,后天失养与感邪深浅,气血虚实及其邪正盛衰关系而定,病性与病位是治疗大法的主要依据。本病早期以气滞血瘀为主,气机逆乱,瘀血内停,治以活血化瘀,行气止痛,偏于肝郁者,兼以疏肝理气,调畅气机;若肝经实火,则当予清肝泻火,活血化瘀;热入营血,热与血相互搏结者,宜当清营凉血,活血散结。早期以邪实为主,应趁正气未衰,以祛邪为先,若虚实夹杂,应祛邪与扶正兼施,同时注意气血阴阳与脏腑偏盛关系,以准确辨证施治。

(二)急症处理

1. 中风阳闭证

突然昏倒,不省人事,牙关紧闭,面赤身热,气粗口臭,躁扰不宁,舌暗红,苔黄,脉弦滑而数。治以清肝熄风,辛凉开窍,方用羚羊角汤加减,药用羚羊角粉 1.0 g(冲服),菊花 15 g,夏枯草 15 g,蝉衣 8 g,龟甲 15 g,白芍药 12 g,石决明 20 g,牡丹皮 15 g,生地黄 15 g。水煎,每日 1 剂,分 3 次服。灌服或鼻饲局方至宝丹或安宫牛黄丸。

2. 中风脱证

突然昏仆,不省人事,目合口张,鼻息微鼾,手撒肢冷,汗多,二便失禁,肢体软瘫,脉细弱或脉微欲绝。治以益气回阳,救阴固脱,方用大剂参附汤合生脉散加减,药用人参 15 g,附子 10 g,麦门冬 15 g,五味子 12 g。水煎急服,汗出不止加黄芪、龙骨、牡蛎、山茱萸。真性红细胞增多症常并发栓塞、出血,一经证实,须立即施救,情况紧急可以先西后中,给予:①改善脑缺氧,给予吸氧且保持呼吸道畅通,避免呕吐物或口腔分泌物堵塞;②降低颅内压,50% 葡萄糖注射液 40 ~60 mL 或 20% 甘露醇、25% 山梨醇 250 mg 快速静脉滴注,1 ~4 次/d;③保护脑细胞,于头部置冰帽或在两侧颈动脉部位及头部放置冰袋,同时应用冬眠药物以提高对缺氧的耐受性,达到保护脑细胞的作用。降温也能减轻脑水肿和降低颅内压。

(三)辨证论治

1. 气滞血瘀

(1)证候:分主症、兼症、形证。

主症:胸胁满闷或心下痞满,口唇紫暗,肌肤甲错,胁下积块,痛有定处。

兼症:头晕、沉重感,气短体乏,耳鸣、听力减退,眼结膜充血,呃逆不适。

形证:舌质暗红,或有瘀斑,脉细涩。

(2)治法:活血化瘀,行气止痛。

(3)方药:血府逐瘀汤(《医林改错》)加减。

当归9 g,生地黄15 g,桃仁6 g,红花10 g,枳壳10 g,赤芍药12 g,郁金10 g,柴胡9 g,甘草10 g,川芎10 g,牛膝10 g,三棱10 g,莪术10 g。

(4)备选方:偏于正虚瘀结者应用八珍汤(《正体本草》)合化积丸(《类证治裁》)加减,以大补气血,活血化瘀;若气滞血阻较甚,兼有寒象者,可用大七气丸(《医学入门》),以温经通络,软坚散结。亦可选用旋覆花汤(《金匮要略》),以祛瘀通络,理气止痛。

(5)加减:腹部瘤块较明显者加大黄䗪虫丸;妇女月经不调加七制香附丸;皮肤出血倾向明显者加仙鹤草、茜草、卷柏、土大黄;便血加海螵蛸、侧柏炭;尿血加大小蓟。若胸部闷痛,四肢麻木加瓜蒌15 g,薤白10 g,若有恶心可加生姜10 g,半夏10 g。

(6)临证思路:本证以胸胁满闷或心下痞满,口唇紫暗,肌肤甲错,胁下积块,痛有定处,舌质暗红有瘀斑,脉细涩为主要辨证依据,故选药侧重于枳壳、川芎、三棱、莪术行气活血,当归、桃仁、红花、赤芍药、郁金活血化瘀,柴胡疏肝理气,生地黄凉血滋阴,顾护阴液,防止气药伤阴过甚。临床应用时攻邪勿忘扶正,以防正伤而邪恋,正气虚弱者可以先扶正,而后祛邪,或扶正与祛邪兼顾。

2. 肝火夹瘀

(1)证候:分主症、兼症、形证。

主症:面色红赤,口苦目眩,头晕头痛,胁痛易怒,耳鸣目赤。

兼症:肌肤甲错,胁下积块,痛有定处。形证;舌质暗红或红绛,苔薄黄或黄腻,脉弦滑有力。

(2)治法:活血化瘀,清肝泻火。

(3)方药:龙胆泻肝汤(《兰室秘藏》)合桃红四物汤(《医宗金鉴》)加减。

桃仁 6 g,红花 9 g,生地黄 12 g,当归 10 g,赤芍药 12 g,龙胆草 12 g,栀子 12 g,黄芩 10 g,泽泻 12 g,车前子 12 g,柴胡 9 g,甘草 9 g。

(4)备选方:偏于肝阴不足,阴虚火旺者,可用滋水清肝饮(《医宗己任编》)、知柏地黄丸(《医宗金鉴》)、三才封髓丹(《卫生宝鉴》)等合桃红四物汤(《医宗金鉴》)加减,以滋阴降火,活血化瘀。

(5)加减:胁下癥块明显者加三棱、莪术、鳖甲;乏力明显加黄芪、太子参;大便秘结加草决明、火麻仁。

(6)临证事宜:本证以面色红赤,口苦目眩,头晕头痛,胁痛易怒,耳鸣目赤,舌质暗红或红绛,苔薄黄或黄腻,脉弦滑有力等肝经实火表现为主要辨证依据,临证时以清泻肝火,活血化瘀为主,如若肝阴不足,可以加用女贞子、旱莲草、枸杞子等养阴柔肝之品。

3. 肝郁血瘀

(1)证候:分主症、兼症、形证。

主症:情志抑郁,胸胁或少腹胀闷窜痛,胁下积块。

兼症:面色晦暗或暗红,妇女乳房胀痛,月经不调。

形证:舌质暗红或有瘀点、瘀斑,苔薄白,脉弦涩。

(2)治法:疏肝理气,活血化瘀。

(3)方药:柴胡疏肝散(《景岳全书》)合血府逐瘀汤(《医林改错》)加减。

柴胡 9 g,川芎 9 g,枳壳 15 g,赤芍药 15 g,甘草 6 g,桃仁 12 g,红花 9 g,当归 12 g,熟地黄 20 g,香附 9 g,牛膝 30 g,三棱 15 g,莪术 15 g。

(4)备选方:症状略轻,血络受伤者,可以选用复元活血汤(《医学发明》),以活血化瘀,通经活络;本证亦可选用金铃子散(《素问病机气宜保命集》)合失笑散(《太平惠民和剂局方》)加减,以疏肝理气,通络消积;癥积较大,疼痛明显者,可选用鳖甲煎丸(《金匮要略》)。

(5)加减:疼痛明显者,若见窜痛,加郁金 15 g,延胡索 15 g,以行气活血止痛;若见刺痛不移者,加蒲黄 9 g,五灵脂 9 g,以活血化瘀止痛;若见肢体麻木疼痛者,加鸡血藤 30 g,忍冬藤 15 g,以活血通络止痛。有出血倾向者,加仙鹤草 15 g,三七粉 3 g(吞服),以止血。

(6)临证思路:本证以情志抑郁,胸胁或少腹胀闷窜痛,胁下积块。舌质暗,苔薄白,脉弦涩为主要辨证依据,治疗时当以疏肝为先,但在疏肝之时,应防柴胡、香附等劫伤肝阴,可以加用生、熟地黄等滋阴药佐制。“见肝之病,知肝传脾,当先实脾”,肝病可以克脾,治疗时亦当注意兼顾脾胃,加用健脾之品;瘀血日久,损伤脾胃可以应用膈下逐瘀汤(《医林改错》),祛瘀软坚,兼调脾胃。

4. 热扰营血夹瘀

(1)证候:分主症、兼症、形证。

主症:瘢疹透露,身热夜甚,口渴不甚或壮热口渴,齿鼻衄血,神昏谵语。

兼症:心烦不寐,躁扰不宁,咳血,吐血,便血,尿血,女子血崩,或腹中痞块。

形证:舌红绛,苔黄,脉弦滑数。

(2)治法:清营凉血,佐以活血散结。

(3)方药:犀角地黄汤(《备急千金要方》)合血府逐瘀汤(《医林改错》)加减。水牛角 60 g(先煎),生地黄 30 g,牡丹皮 15 g,赤芍药 15 g,桃仁 10 g,牛膝 15 g,䗪虫 10 g,玄参 30 g,金银花 15 g,连翘 15 g,侧柏叶 15 g,紫草 30 g,白茅根 30 g,大小蓟各 15 g。

(4)备选方:热邪炽盛,充斥三焦,可以选用清瘟败毒饮(《疫疹一得》)、清营汤(《温病条辨》)以清解热毒。

(5)加减:若见气营两燔,壮热口渴者,加生石膏 30 g(先煎),知母 12 g,以清热泻火,养阴生津;神昏谵语者,加服安宫牛黄丸(《温病条辨》),以清热化痰开窍;血热妄行,出血不止者,加服十灰散(《十药神书》),以凉血止血,大蓟、小蓟、荷叶、侧柏叶、茅根、茜草、栀子、大黄、牡丹皮、棕榈皮各等份,诸药烧炭存性为末,藕汁或萝卜汁磨京墨适量,调服,每服 9 g。热毒炽盛加石膏、龙胆草,冲服紫雪散;神昏谵语可用安宫牛黄丸。

(6)临证思路:本证以热邪入里,扰动营血出现的发热斑疹,齿鼻衄血,舌红绛苔黄,脉弦滑数为主要辨证依据,治疗时急予清营泄热,以防变生他证,应用犀角(可用羚羊角或水牛角加石膏代替)、生地黄、牡丹皮、紫草清里热的同时,应注意加用金银花、连翘透营转气,邪去而正自安。一旦出现热扰营血征象、应凉不厌早,尽快切断传变途径,防患未然。

(四)其他论治

1. 活血化瘀、清热凉血

方药:活血降红汤(桃仁 10 g,水蛭 10 g,牡丹皮 10 g,赤芍药 10 g,生地黄 15 g,紫草 15 g,益母草 20 g,丹参 30 g,葛根 30 g,红花 6 g,甘草 6 g)每日 1 剂,水煎 300 mL,分 2 次服;30 d 为 1 疗程,一般连续治疗 3 ~6 个疗程。

2. 清肝凉血,化瘀消滞

方药:清肝化滞汤[龙胆草 15 g,黄芩 15 g,泽泻 15 g,川芎 15 g,藕节 30 g,白茅根 30 g,鸡血藤 30 g,栀子 9 g,桃仁 9 g,红花 9 g,三棱 18 g,莪术 18 g,银柴胡 12 g,金银花 25 g,牡丹皮 5 g,芦荟 2 g,青黛 3 g(后下)]每日 1 剂,水煎服。

3. 活血化瘀,清热解毒

方药:降红汤[白花蛇舌草 30 g,知母 30 g,半支莲 25 g,赤芍药25 g,川芎20 g,虎杖20 g,漏芦50 g,丹参50 g,黄柏15 g,三棱15 g,莪术15 g,黄药子15 g,青黛5 g,雄黄粉1 g(冲服)]每日1剂,水煎服。

4. 行气活血,化瘀消癥

方药:化癥消瘀汤(桃仁10 g,红花10 g,当归15 g,赤芍药10 g,川芎12 g,丹参20 g,鸡血藤20 g,三棱12 g,莪术12 g,青黛12 g,香附12 g,郁金10 g,鳖甲20 g)每日1剂,水煎服。

六、西医治疗

现有治疗目的是消除红细胞增多所致的各种症状和体征、减少血栓栓塞及出血性并发症,从而延缓病情、提高生活质量并延长生存期。

(一)静脉放血

1. 方法

可间日一次或每周两次,每次300～500 mL。老年及心血管疾病患者放血应慎重,且每次放血不应超过200～300 mL。直至血细胞比容正常。

2. 优点

(1)迅速缓解症状及降低红细胞容量。

(2)长期使用不诱发畸变及其他肿瘤。

(3)发生白血病转化的比例最低(仅为1.5%)。

(4)不良反应最少。

(5)中位生存期与其他疗法相近。

3. 缺点

(1)不能使升高的白细胞和血小板下降,也不能缓解顽固的皮肤瘙痒及痛风发作。

(2)反复放血疗法可导致缺铁,需适当补充。

(3)单独放血疗法前3年的血栓栓塞性并发症发生率较高。

(4)伴发骨髓纤维化者较多。

(5)可引起红细胞及血小板反跳性升高,增加血栓形成及出血危险,为防止血栓形成,放血后可静脉滴注低分子右旋糖酐500 mL。

4. 最佳治疗范围

病情稳定的年轻患者适合放血治疗。

(二)血细胞分离机单采红细胞清除

优点是每次采集量大,不丢失血浆。缺点是价格昂贵。

(三)化学治疗药物

1. 适用范围

适用于血小板显著增多的患者、反复放血疗效差者及皮肤瘙痒、痛风、肾结石等经其他治疗无效者。有效率为80% ~85%。

2. 药物

(1)首选羟基脲,剂量为1.5 ~2.0 g/L,维持白细胞在(3.5 ~5.0)$\times 10^9$/L,可长期间歇应用。

(2)三尖杉酯碱类,包括三尖杉酯碱和高三尖杉酯碱,剂量为2 mg/d,10 ~14 d为一疗程,静脉注射。特点:停药后1 ~2个月血象降至正常,疗效大多维持3 ~6个月,少数可维持1年以上。复发后再次用药仍有效。远期对转化白血病的影响不确切。

(3)烷化剂:白消安,剂量为4 ~6 mg/d、美法仑4 ~6 mg/d、环磷酰胺100 ~150 mg/d。特点:持续时间长,间断用药能够降低急性白血病的发生率。

(四)放射性核素治疗

^{32}P使用最多,剂量每次3 ~5 mci/m^2,口服或静脉注射。优点:缓解率高,可达75% ~85%,缓解期可持续半年至数年。缺点:易诱发急性白血病(10.3%)和其他恶性肿瘤、骨髓抑制。因其毒副作用较大,现主要应用于经放血及长期应用化学药物无效者,以

及肝肾功能尚好的老年患者。

(五)干扰素

它可抑制细胞增殖,同时可抑制血小板衍生因子及转移生长因子,以减少骨髓纤维组织增生。可改善临床表现,对顽固性瘙痒有一定疗效,并减少放血次数及化学治疗剂量。但起效慢,可出现发热、周身不适等表现。剂量为每次 300 万 ~500 万 U,皮下注射,每周 3 次,疗程至少 6 ~12 个月。单独用药缓解率为 60% 。

(六)对症治疗

别嘌醇 0.3 g/d,可防止高尿酸血症。瘙痒者用组胺 H_2受体拮抗剂如西咪替丁、赛庚啶等,效果欠佳。小剂量阿司匹林可减少血栓栓塞性并发症。若有消化性溃疡、出血及血栓形成应给予相应的处理。

(七)疗效标准

1. 完全缓解

(1)临床症状消失。

(2)皮肤黏膜色泽正常。

(3)肿大的脾、肝回缩至正常。

(4)血象各指标均正常。

2. 部分缓解

(1)临床症状消失或明显好转。

(2)肿大的脾、肝回缩>50% 。

(3)血红蛋白下降≥30 g/L,血小板>400×10^9/L,血细胞比容为0.42 ~0.47。

3. 未缓解

临床血象未改善或反恶化。

经各种治疗后,多数病程在 10 ~15 年。急性白血病与骨髓纤维化是本病最主要的两种并发症。一旦转化为急性白血病,各种治疗均不理想，通常在数月内死亡；15% ~20% 的真性红细胞增多症患者，至病程后期可发生骨髓纤维化，多数于 2 ~3 年死亡。

第三节　原发性血小板增多症

原发性血小板增多症是一种以血小板数量持续增多和巨核细胞异常过度增生为特征的克隆性骨髓增生性疾病。临床主要表现为出血和血栓形成倾向。与其他慢性增殖性疾病相比，高代谢症状如发热、盗汗、体重减轻等相对少见。查体主要表现为轻度脾大，可见于约 40% 的患者，但原发性血小板增多症患者的主要临床表现和致死原因主要是本病的出血和栓塞并发症。

本病主要见于 50 ~70 岁人群，确诊中位年龄为 60 岁，约 20% 的患者年龄小于 40 岁，男女均可发病，男女比例为（1 ~2）：1，随着血小板计数技术的广泛应用，无症状患者、儿童和青年患者比例逐年增高。

本病主要临床表现为出血、血栓形成、肝脾肿大及低热、盗汗等，故中医可按“血证”“积聚”“内伤发热”等辨证施治。

一、病因病机

（一）中医

1. 气机郁滞

恼怒过度伤肝，肝失疏泄，肝气郁滞；忧愁思虑日久，思则气结；外感寒邪，寒性收引凝滞，气血运行受阻，导致气机不畅，出现胀痛不适等症；如气郁化火，火热之邪迫血妄行，可兼见出血的表现，本证多见于疾病的早期。

2. 瘀血内阻

各种原因导致气机不畅，气为血之帅，气行则血行，气滞则血瘀,瘀血又进一步加重气机不畅,日久凝聚于局部,可导致局部刺痛,根据血瘀停滞部位不同,出现相应的临床表现,如瘀阻于心,则见胸痛、心悸等;瘀阻于肺则见气短、胸闷等;瘀阻于四肢则见肢体疼痛不移,甚则变色发黑等。本证可出现于疾病过程的每个阶段。

3. 气阴两虚

病人本身体质偏于阴虚,加之病程日久,耗伤气阴,可见气阴两虚之证。病程中本证可单独出现,也可以与气滞血瘀并存。临床表现除乏力、口干等症外,由于气虚失摄,还可兼见各种出血症状。

4. 阴虚火旺

气郁化火,火热之邪耗伤阴液,阴不制阳,虚火内生;瘀血阻于经脉,新血不生,阴血亏虚日甚,阴不制阳亦可导致虚火内生。虚火内郁,除见低热、盗汗、手足心热等症外,由于热伤血络,可兼见各种出血症状,其病位主要在肝肾。

(二)西医

本病的病因不明。G6PD 同工酶作为克隆的标志研究原发性血小板增多症患者,发现非造血细胞如纤维母细胞 G6PD 同工酶呈杂合性,同时含有 A 型和 B 型两种,但是红细胞、中性粒细胞及血小板中仅有一种同工酶。因而认为本病是一种多能干细胞的克隆性疾病。造血干细胞体外培养证明,本病患者多能造血干细胞集落形成单位(CFU-C)、巨核祖细胞集落形成单位(CFU-Meg)增殖能力明显升高。患者骨髓内巨核细胞计数增加,巨核细胞体积增大,血小板可达正常人的 10 倍以上。

目前认为原发性血小板增多症是由于体内克隆性增殖的巨核细胞生成血小板过多所致。体外研究证明几乎 100% 患者骨髓单个核细胞可自发性形成巨核系爆式集落形成单位(BFU-MK),此与正常人及反应性血小板增多症患者截然不同。原发性血小板增多症患者骨髓 BFU-MK 体外生长优势的本质至今尚未明了。原发性血小板增多症血小板水平增高主要原因是其巨核系细胞自身增殖异常，表现为逃避正常情况下的造血调控系统，而致过度增殖并生成过量血小板。

研究发现不同患者病变累及了不同阶段的造血干/祖细胞，至少半数患者为单克隆造血，病变累及了原始造血干细胞，其余患者病变仅累及早期髓系祖细胞或更为分化的巨核系祖细胞。受累造血干/祖细胞阶段异质性的临床意义尚不明确。

二、临床表现

(1)出血：起病较隐匿，大多因出血倾向就诊而发现本病。临床上最常见症状为自发性出血，其中以消化道出血最多，其次为牙龈出血、鼻衄和皮肤紫癜。少数因创伤和手术中止血困难得以发现。出血常呈发作性，间歇期较长。出血原因主要是血小板功能缺陷，包括血小板5-羟色胺含量不足、黏附功能降低，ADP和肾上腺素所诱发的血小板聚集功能异常，血小板第3因子释放减低等。此外，微循环中的小血栓形成及继发的纤溶亢进均可增加出血机会。

(2)血栓和栓塞：本病由于血小板极度增多，血小板黏附性增高可致动脉或静脉内血栓形成，多见于肢体。当四肢有周围动脉血栓形成时可表现为趾指部疼痛甚至坏疽，表现为红斑性肢痛病。静脉血栓形成也可见于下肢，有时发生在肝、脾、肠系膜、肾及门静脉。脾及肠系膜血管栓塞可致腹痛，下肢静脉血栓脱落可并发致死性肺梗死。约20%可引起无症状的脾梗死，由此而导致脾萎缩，所以部分患者可无脾肿大。脑微血管血栓形成也较常见，可见短暂性脑缺血发作。

血栓和栓塞机制目前倾向于血小板质的异常和活化血小板产生的不稳定因子——血栓素，引起血小板强烈聚集及释放，形成微血管栓塞，进一步发展为血栓形成。

(3)脾大:50% ~60%患者有脾肿大,多为中度,巨脾少见。有部分患者肝轻度肿大,一般无淋巴结肿大。

(4)神经系统症状:本病神经系统症状较常见。有人统计33例患者中有21例表现有头痛、感觉异常、视力障碍或频痫样发作。这些神经、精神症状应用化疗药物抑制骨髓或抗血小板药物治疗有一定疗效。

三、辅助检查

(1)外周血象:血小板计数多在$(1\sim3)\times10^{12}/L$,有的可达$1.4\times10^{13}/L$。血小板形态一般正常,但可有巨大型、小型及畸形变,常自发聚集成堆。白细胞计数多在$(10\sim30)\times10^{9}/L$,偶可达到$(40\sim50)\times10^{9}/L$。分类以中性分叶核粒细胞为主,偶见幼粒细胞,中性粒细胞碱性磷酸酶积分增高。红细胞数正常或轻度增多,呈多染性,大小不均,尤其在脾萎缩时红细胞胞浆中出现豪-乔氏小体,少数因反复出血可致低色素性贫血。

(2)凝血象:出血时间有时延长,凝血时间正常,血块退缩时间提前,但有时也不良,凝血酶原时间不正常。血小板黏附性降低,肾上腺素、ADP诱导的聚集功能降低,但对胶原聚集反应一般正常。

(3)骨髓象:增生活跃,有核细胞尤其是巨核细胞可显著增生,体积增大,并有多量血小板形成,原始及幼巨核细胞增多,血小板聚集成堆。嗜酸性及嗜碱性粒细胞可增多,但无白血病细胞浸润。粒系细胞及红系细胞也增生。

(4)其他:血清钙、磷、钾,血清酸性磷酸酶、乳酸脱氢酶、尿酸含量可增加;另有报告患者有21号染色体异常。

四、诊断标准

本病迄今尚无诊断金标准,仍为排除性诊断,即排除可伴有血小板增多的其他骨髓增殖性疾病(如 CML,PV,PME)和继发于缺铁性贫血或脾切除后、感染、恶性肿瘤等其他疾病的反应性血小板增多症后方可确诊原发性血小板增多症。

(一)诊断标准

(1)绝对标准:①血小板计数高于 400×10^9/L;②骨髓活检示增多且呈簇分布的成熟巨核细胞。

(2)确定标准:①中性粒细胞碱性磷酸酶积分增高,血沉正常且无感染或发热;②骨髓活检示网状纤维增多;③扫描或超声波检查证实脾大。

(二)排除诊断标准

(1)无 Ph 染色体或其他染色体异常。

(2)无骨髓胶原形成。

(3)无骨髓硬化。

(4)无骨髓增生异常征。

五、鉴别诊断

(一)其他骨髓增殖性疾病

真性红细胞增多症、慢性粒细胞白血病及骨髓纤维化可伴有血小板增多。但真性红细胞增多症以红系细胞增多较为明显,血红蛋白增多,男性>180 g/L;女性>170 g/L;慢性粒细胞白血病以粒细胞系改变为突出表现,血中白细胞显著增多,出现幼粒细胞,中性粒细胞碱性磷酸酶积分明显降低,骨髓象亦以粒细胞系增生为主,可查见 Ph1 染色体,外周血分类嗜碱性粒细胞有不同程度增高,脾大明显。骨髓纤维化则是骨髓发生弥漫性纤维组织和骨髓增生伴髓外造血的一种骨髓增生性疾病,主要表现为脾肿大及贫血。

(二)继发性血小板增多症

继发性血小板增多症可见于生理性和病理性两大类。生理性见于运动后和分娩时或注射肾上腺素后。病理性可见于各种急、慢性感染，慢性失血后，恶性肿瘤，外伤手术，脾切除后，结缔组织病，结核，肾上腺功能亢进等。其特点为血小板计数小于1 000×10^9/L，少见出血及微血管栓塞表现，脾脏一般不肿大，同时在短期内即恢复。

六、中医治疗

1. 气机郁滞

主证：胸胁脘腹胀闷，甚或疼痛，症状时重时轻，部位不固定，或可见肢体某一局部胀痛不适，走窜不定，舌质正常或淡暗，苔薄白，脉弦。

辨析：情志不舒等原因导致气的运行发生障碍而不通，故气滞以胀闷疼痛为主。由于气机阻滞，故疼痛表现为胀痛、窜痛的性质。气滞影响血液运行，可见舌质暗淡。

治法：行气解郁。

处方：越鞠丸加减。香附15 g，苍术15 g，川芎15 g，柴胡15 g，青皮10 g，郁金15 g，佛手15 g，枳壳15 g，丹参15 g，牡丹皮10 g，延胡索15 g，甘草10 g。

方解：香附、柴胡、青皮、佛手、枳壳、延胡索行气解郁；气郁常影响津液输布，而发生湿郁痰凝的病理变化，所以加苍术燥运脾湿；气滞血行不畅，故加川芎、郁金、丹参、牡丹皮等行气活血。甘草调和诸药。

加减：气滞日久，郁而化火，火热之邪迫血妄行而见呕血、便血、皮肤紫斑等出血症状者，改用加味清胃散加减：生地黄20 g、牡丹皮15 g、水牛角50 g、黄连15 g、连翘15 g、当归15 g、藕节20 g、侧柏叶15 g。

2. 瘀血内阻

主证：头痛，或胸胁腹部疼痛，或肢端疼痛色暗，或见胁下积块，面色紫暗，口唇、爪甲青紫，或兼见呕血、便血、皮肤紫斑等，舌质紫暗，有瘀点或瘀斑，脉弦。

辨析：瘀血阻滞于局部，根据瘀阻的部位不同，临床出现相应的症状：瘀血阻于头部则见头痛；瘀血阻于心肺，则见胸痛，或伴气短甚则喘憋；瘀血阻于胁下，则见胁下积块，胀痛或刺痛不适；瘀血阻于肢体，则见肢端疼痛色暗。面色紫暗、口唇爪甲青紫、舌象均为瘀血内阻之征。

治法：理气活血，化瘀消积。

处方：膈下逐瘀汤加减。

香附 15 g，桃仁 10 g，红花 10 g，乌药 10 g，枳壳 15 g，当归 15 g，川芎 15 g，赤芍 15 g，牡丹皮 10 g，五灵脂 10 g，延胡索 15 g。

方解：香附、乌药、枳壳疏肝理气，当归、川芎、赤芍药、桃仁、红花、牡丹皮、五灵脂、延胡索等活血祛瘀止痛。

加减：①可根据瘀血阻滞部位，使用不同的方剂，如头痛明显者，可改用通窍活血汤；胸痛明显者，可改用血府逐瘀汤；肢体疼痛明显者，可改用身痛逐瘀汤。②积块明显者，加三棱 15 g、莪术 10 g、全虫 10 g、地龙 10 g。③脘腹胀闷，食欲缺乏，加党参 20 g、白术 15 g、茯苓 15 g。④呕血、便血、皮肤紫斑及其他部位出血者，去桃仁、红花，加可藕节 15 g、蒲黄炭 15 g、三七粉 15 g、棕炭化瘀止血。

3. 气阴两虚

主证：身倦乏力，气短，两颧潮红，五心烦热，皮肤紫斑，鼻衄，齿衄，或有胁下积块，口干舌燥，大便干燥，盗汗，舌质红，少苔，舌有瘀点或瘀斑，脉细数。

辨析：元气阴津不足，失于充养，故见神倦乏力、气短；虚火上炎则见两颧潮红，五心烦热；虚火灼伤血络，可见皮肤紫斑、鼻衄、齿衄等出血症状；兼有瘀血积聚日久则见胁下积块；阴津不足，则见口干舌燥、大便干燥；虚火迫津外泄则见盗汗。

治法：益气养阴，补虚扶正。

处方：黄芪鳖甲散加减。

黄芪 20 g，人参 15 g，茯苓 15 g，炙甘草 10 g，天门冬 15 g，生地黄 15 g，地骨皮 15 g，秦艽 15 g，鳖甲 15 g，知母 10 g，赤芍 15 g，桔梗 10 g，柴胡 10 g，肉桂 10 g。

方解：黄芪、人参、茯苓、甘草补中益气，以益气血生化之源；天门冬、生地黄滋阴增液；桔梗、柴胡使气血调和；肉桂反佐知母等苦泄伤脾之性。

加减：①自汗盗汗较重，可加五味子 15 g、煅龙牡各 15 g 固表敛汗。②心悸证忡，可加酸枣仁 15 g、龙眼肉 15 g 养心安神。③见呕血，便血、齿衄等出血症状者，可加白及 15 g、茅根 15 g、侧柏叶 15 g 凉血止血。④伴有胁下积块加丹参 15 g、郁金 15 g、延胡索 15 g 以活血化瘀，通络止痛。⑤纳少腹胀、大便溏薄，加山药 15 g、扁豆 15 g、砂仁 15 g 理气健脾。

4. 阴虚火旺

主证：头晕耳鸣，失眠健忘，胁痛隐隐，面赤颧红，口干咽燥，潮热盗汗，或见齿衄、鼻衄、呕血等，舌质红，少苔或无苔，脉沉细数。

辨析：肾主骨生髓，开窍于耳，脑为髓海，肾之阴精不足，耳窍髓海失养，则见头晕耳鸣、健忘；虚火上扰心神，则见失眠；虚火上炎而见面赤颧红；耗伤阴津则口干咽燥；热盛迫津外泄则见潮热盗汗；热邪灼伤血络则见齿衄等出血之症。

治法：滋补肝肾，养阴清热。

处方：知柏地黄丸加减。

黄柏 15 g，知母 15 g，生地黄 20 g，山药 20 g，山茱萸 15 g，牡丹皮 15 g，茯苓 15 g，泽泻 15 g，银柴胡 15 g，胡黄连 15 g。

方解：六味地黄丸滋补肝肾之阴，黄柏、知母、银柴胡、胡黄连滋阴潜阳降火。

加减：①可酌加熟地黄 20 g，何首乌 15 g，枸杞子 15 g 填补阴精。②头晕耳鸣，面红颧红，加龟板 15 g，鳖甲 15 g 滋阴潜阳。③口干咽燥，舌红少苔，加石斛 15 g，麦门冬 15 g，玄参 15 g 养阴清热。④齿衄、鼻衄、呕血，加侧柏叶 15 g，白茅根 15 g 凉血止血。⑤便血者，加生大黄粉 15 g，三七粉 10 g，白及粉 15 g 化瘀止血。⑥尿血者，加大蓟 15 g，小蓟 15 g，白茅根 20 g 凉血止血。

七、西医治疗

对无症状的原发性血小板增多症是否采用降低血小板计数的治疗仍有争论，但对于有出血或血栓形成的患者降低血小板可以改善症状已有共识。急性有危险的出血或血栓患者可用血细胞分离仪单采血小板。此法降低血小板是短时的，其后会出现反跳，须与骨髓抑制剂协同使用。羟基脲、氯咪喹酮、重组 α-干扰素为治疗本病的有效药物。

羟基脲开始剂量 10～30 mg/kg。因可引起快速骨髓抑制，开始 7 d 内应检查血细胞及计数并在以后监控。维持剂量需个体化，根据血细胞计数调整用药剂量。约 80% 患者在 8 周内可使血小板降至 500×10^9/L 以下，并可长期控制血小板计数。

氯咪喹酮对降低血小板计数非常有效，现已是一线治疗药物之一。它能通过抑制骨髓巨核细胞成熟而降低血小板。开始剂量 0.5 mg，4 次/d，或 1 mg，2 次/d。控制血小板需要的剂量一般成人为 2.0～3.0 mg/d。约 11 d 可降低一半血小板计数。此药不影响白细胞计数，少数患者可发生血容量轻度降低。患者服药期间血小板计数可以控制得很好，但停药后大多数患者血小板计数迅速上升。副作用有神经和消化道症状、心悸及体液潴留。

重组 α-干扰素为治疗本病的有效药物，可抑制异常巨核细胞克隆的分化，降低巨核细胞的大小和倍增。大多数患者用干扰素治疗 1 个月，血小板计数可降至正常或接近正常范围。开始剂量皮下注射 300 万 IU/d，血小板接近正常后根据个体的治疗反应和耐受性调整剂量,以后可用较小剂量每周 3 次皮下维持多年。停止用药后血小板可增多、复发。

阿司匹林是有效的辅助治疗药物,对指、趾缺血和脑血管缺血症状特别有效。缺点是有些患者可引起严重出血,使出血时间显著延长,使用时需慎重。

八、中西医综合诊治注意要点

1. 诊断注意要点

有的原发性血小板增多症以神经症状或血栓栓塞症状为首发,应提高警惕;要注意有家族性血小板增多症,为常染色体显性遗传,*TPO* 基因突变,亦可伴性或常染色体隐性遗传。

2. 治疗注意要点

(1)本病应积极治疗,治疗可按原发性血小板增多症危险程度决定。

低危:<40 岁;血小板数<1 000×10^9/L;无血栓栓塞史;无高血压或糖尿病。可单用阿司匹林 75 mg/d。

中危:40 ~60 岁;其他同低危。可单用阿司匹林 75 mg/d 或加用降血小板药,如羟基脲、干扰素、氯咪喹酮等。

高危:>60 岁;具有下列之一:①血小板数>1 000×10^9/L;②有血栓栓塞病史;③有高血压或糖尿病。用降血小板药和阿司匹林。

(2)原发性血小板增多症妇女妊娠期 43% 可出现流产或宫内死胎,治疗首选无致畸又不通过胎盘的药物 INF-α,阿司匹林 75 ~100 mg 直至分娩前一周。

(3)原发性血小板增多症血小板>1 000×10^9/L,可致获得性血管性血友病,此时 BT 延长,FⅧ:C 活性正常,vWF:Ag 正常,vWF:Roof 减低,大 vWF 多聚体减低或缺乏。不能用阿司匹林以防加重出血。随化疗同时用 FⅧ浓缩剂、DDAVP、抗纤溶药等。

(4)应用骨髓抑制药物如羟基脲时,每周一定要检查血常规,根据血象调整药物剂量。使用阿那格雷时,血小板计数应每周至少检测两次。阿那格雷的副反应可有充血性心力衰竭、血压下降、直立性低血压、肾功能障碍及胃病。

(5)急需立即降低血小板数时(例如严重出血或栓塞或急症手术前)可应用血小板单采去除术。

(6)禁忌切脾。因有促血小板增多、出血及血栓形成危险。

(7)本病的辨证关键在于分清寒、热、虚、实,而瘀血内停为其共同兼症,故应从兼症来鉴别,兼见胸闷、胁痛、头颅、颈项拘束不舒者属气滞血瘀;兼见腰膝酸软,口干咽燥,五心烦热者属肝肾阴虚;兼见壮热不已,口渴,脉数者证属邪热温毒致瘀;兼见畏寒肢冷,手足麻木,疼痛,遇寒加剧者,证属寒凝血瘀证。另应注意辨病之深浅,初期常以气滞血瘀为主要见症,随病情进展可损伤阴津出现阴虚证。病程中可因瘀血阻络,血不归经或阴虚火旺,迫血妄行出现各种出血表现。

(8)本病初期多为实证,治以攻为主;后期则为虚实夹杂证,应当攻补兼施。活血化瘀为本病治疗大法。在疾病不同阶段不同临床表现时,又应随症合用滋阴、凉血止血、清热解毒、疏肝理气、温阳散寒等法。

九、疗效标准

(1)缓解。临床表现、血象、骨髓象恢复正常。

(2)进步。血小板计数下降至治疗前数值的50%以下,其他异常表现相应减轻。

(3)无效。达不到进步者。

十、预后与调护

1. 预后

中位生存期常在10~15年以上。主要死亡原因为重要器官的严重出血和血栓形成。一些病例可转化为慢性粒细胞白血病、骨髓纤维化或真性红细胞增多症,并可转化为急性白血病。^{32}P 或烷化剂等化疗药物治疗可能增加向白血病转化。原发性血小板增多症患者的生存曲线与年龄相同的正常人群相似,一般患者预后良好。

2. 调护

(1)有出血表现时,应指导患者保持安静,避免紧张、激动,积极配合治疗抢救;饮食以高热量、高蛋白为主,如肉、蛋、奶、豆制品类,多食富含维生素 C 及维生素 K 的食物(动物肝脏、奶油、肉类),应柔软、少渣,勿食坚硬、粗糙及刺激性强的食物,如油炸类、带骨、带壳类、辛辣类等。

(2)注意观察血管栓塞的征兆:头痛、呼吸困难、疼痛等,若出现栓塞,应卧床休息,保持安静,禁止使用促血小板聚集的药物,防止或积极治疗腹泻、各种原因导致的脱水、呕吐、多汗等使血液黏稠度增高的症状。

(3)患者使用干扰素后可能会出现头晕、疲乏、发热、肌肉酸痛等不良反应,应向患者做好解释,并说明该反应会随停药而减轻、消失,以取得患者配合。

(4)行血小板去除术前应向患者及家属做好解释工作,消除紧张情绪;术中因抗凝剂的使用,应警惕发生低钙症状,注意每使用 200 mL 抗凝剂时,给予 10% 葡萄糖酸钙 10 mL 口服。

第六章 其他血液病

本章主要讲述恶性淋巴瘤以及多发性骨髓瘤。恶性淋巴瘤是原发于淋巴结和(或)淋巴结外组织或器官的一种细胞肿瘤,依据临床病理特点分为霍奇金淋巴瘤与非霍奇金淋巴瘤两大类。我国霍奇金淋巴瘤发病率远低于国外,以非霍奇金淋巴瘤为主。多发性骨髓瘤属恶性浆细胞性疾病的一种。由于单克隆浆细胞恶性增生、广泛浸润并分泌大量单克隆免疫球蛋白,从而引起广泛骨质破坏、反复感染、贫血、高钙血症、高黏滞综合征及肾功能不全等一系列临床表现。本病主要发生在中老年人,男性多于女性。

第一节 恶性淋巴瘤

恶性淋巴瘤属中医的“石疽”“失荣”“痰核”“恶核”“阴疽”等范畴。本病外有风毒侵袭,内有伏火;或肝气郁结,郁久化火;或肝肾阴虚,虚火燔炎,灼津为痰,痰瘀互阻,结聚为块而成。正虚为本,痰凝为标,本虚标实,日久耗伤气血,发为败症。

一、中医病因病机

病因包括起始病因与继发病因。本病与禀赋不足、脏腑失调、七情内伤、饮食不节、外感六淫有密切关系。发病为多种病因杂而合之，湿、毒、痰、虚、瘀等病理产物相互交织，搏结于内，影响脏腑、气血、阴阳、津液的正常功能。因痰之为病，随气升降，无处不到，故病位涉及五脏、六腑、经脉、肌肤。病发于内者，则见纵隔肿块、胁下癥积、胃肠积聚；病发于外者，则见颈项、腋下、腹股沟等处的肌肤、腠理痰核（恶核）纵生。硬结成片。其起病缓慢，虚实错杂，以虚为主，但有偏损。早期以气血亏虚为主，中期以阴虚为主，晚期以阴阳两虚为主。同时，病性与年龄关系密切，年轻气盛者以肝郁气滞、血瘀闭阻、痰湿交织等实证居多；年老体弱者正气亏虚，以气血亏虚、阴虚内热、阴阳俱虚等虚证多见。疾病初期，脏腑气血初伤，可见痰核（恶核）小且软，可移动；疾病中期，湿、毒、痰、瘀相互交织，耗气伤血，正虚邪实，可见痰核（恶核）渐大，坚硬不移，或内生癥积，腹大如鼓；疾病晚期，诸虚不足，邪实亦然，可见面色萎黄，形体消瘦。卧床不起。同时，痰、湿、毒、瘀为病，随气升降，无处不到，或留恋肌肤，或走窜筋脉，或内陷脏腑，或深入骨髓，形成弥漫性病变。病情相对缓和者，仅为肌肤、筋脉、腠理或某一脏腑出现病变。此时，虽邪气亢盛。但正气尚存，正能胜邪，经积极治疗可向稳定或康复方面转化；反之，因治疗失当或邪气过盛，导致气血阴阳损伤，疾病逐渐发展，蔓延全身，出现痰核（恶核、瘰疬、癥积等）。因此，疾病的发生发展与患者体质、病因性质、邪气程度、治疗与调护措施是否得当等多种因素有密切关系。

二、临床表现

1.局部表现

（1）淋巴结肿大。依据中医理论，淋巴结肿大多与“痰湿流注，痰瘀互阻，毒邪聚集，虚损邪实”发病机制引起的症状相似。

（2）肝脾肿大。肝脾肿大属于“癥”或”积“范围，与肝郁气滞、气滞血瘀、或痰瘀互阻等发病机制引起的临床证候相似。

（3）咽淋巴环。依据 Waldeyer’s 环病变表现，中医认为其与气滞痰郁引起的“梅核气”症状相似。

(4)鼻腔病变。鼻腔出血与热毒侵袭、风热上扰或肝阴不足、虚火上犯关系密切。

(5)胸部病变。按照中医理论,胸部病变多与痰湿阻滞、血瘀内阻、心气不足、胸阳不振等病理机制引发的症状相似。

(6)胃肠道病变。胃肠道病变与脾胃虚弱、运化失常、湿滞肠道、下焦湿热等病理机制引起的症状相似。

(7)皮肤病变。皮肤病变与毒邪犯肺、皮毛受损或血瘀阻滞引起的外在表现相似。

(8)骨髓病变。骨髓侵犯与诸虚不足、精髓空虚引起的症状相似。

(9)其他表现。非霍奇金淋巴瘤可原发或继发于脑、硬脊膜外、睾丸、卵巢、阴道、宫颈、乳腺、甲状腺、肾上腺、眼眶球后组织、喉、骨骼、肌肉、软组织等。依据不同的病因病机可出现不同的临床表现。

2. 全身表现

(1)全身症状。有发热、盗汗、消瘦、皮肤瘙痒等。依据中医理论,午后低热、盗汗、消瘦与阴虚引起的临床症状相似;皮肤瘙痒除阴虚外,与血虚生风关系密切。

(2)全身非特异性病变。可伴有一系列皮肤、神经系统非特异性表现。丘疹、疱疹、疱疹样皮炎、荨麻疹与中医的湿邪侵袭以及血虚病机变化引起的临床症状相似;色素沉着、鱼鳞癣、结节性红斑、皮肌炎等与中医的血瘀内阻引起的症状相似。非特异性神经系统表现与中医血虚生风、痰湿阻滞、毒邪侵犯脑络等病机变化关系密切。

(3)贫血。轻度贫血多表现为血虚证候;中度贫血多表现为气阴两虚证候;重度贫血多表现为阳虚或阴阳两虚证候。

(4)免疫功能低下。免疫功能低下引起的临床症状与中医的气虚、卫外不固或气血亏损引起的临床证候相似。

三、中医治疗

(一)辨证要点

1. 定性

恶性淋巴瘤为脏腑功能障碍,阴阳失调,痰、瘀、热毒结于肌腠、脏腑而成,属里证。局部属实,整体为虚。实以痰、瘀、毒互结为主,虚以肝、脾、肾三脏亏损多见,晚期多气血衰败。

2. 辨舌脉

恶性淋巴瘤之脉象弦滑、弦数者多实,提示痰、毒、瘀阻;脉细弱、沉细无力者多虚,提示气血亏少,阴精不足。舌红或暗红,有瘀斑,苔白或黄或腻,属实;舌质红绛,苔薄或少苔,为津液不足,属虚。

3. 辨标本

恶性淋巴瘤的辨证应紧紧抓住"虚实"这一关键,即整体为虚,局部为实。

4. 辨症状

颈侧、腋下等处淋巴结进行性肿大,无痛,质硬,乃为风寒痰毒阻络之证候,或逐渐见淋巴结融合、粘连等痰毒化火之证候;若毒邪深入脏腑则咳喘气逆。腹痛等痰瘀热毒入里并损及肺脾肝胃之证候。若壮热不退,甚则出现神昏谵语、鼻衄、齿衄及内脏出血等热毒燔灼营血,内陷心包,耗乏气血之证候。晚期多为痰火邪毒浸淫脏腑,或湿热蕴毒伤伐脾肾、气血亏虚,肝肾不足、气阴两亏,并常为虚实夹杂、寒热并见之证候。

(二)辨证分型

1. 辨证分型及中药治疗

(1)寒痰凝滞证:疾病初期阶段,阳气虚弱,阴寒亢盛,血脉阻滞,流通不畅,瘀阻脏腑、经脉、肌肤而导致实证为主、虚实夹杂的证候。宜祛邪为主,补虚为辅。

1)症状:颈项、耳下或腋下、鼠蹊部有多个肿核,不痛不痒,皮色如常,坚硬如石,形寒肢冷,或见面色无华,神疲乏力,呕恶纳呆,头晕目眩;舌质淡红或淡暗,苔薄白,脉细滑或细弱。

2)治法:温阳补血,散寒通滞。

3)方药:阳和汤(《外科全生集》)加减。药物组成为熟地黄 20 g,鹿角胶 10 g,白芥子 10 g,炮姜 6 g,肉桂 3 g,麻黄 3 g,甘草 6 g。

4)方解:一切阴疽、附骨疽、流注等皆属于阴寒之证。平素阳虚,阴寒之邪乘虚而入,阻滞筋骨血脉,致使血虚寒凝痰滞。熟地黄大补阴血,为君药。鹿角胶配合熟地黄生精补血,与肉桂、炮姜合用以温阳散寒通血脉,均为臣药。白芥子协助姜、桂以散寒凝,化痰滞,并与熟地黄、鹿角胶相互制约,为佐药。甘草解毒而调和药性,为使药。全方补而不滞,通而不散,相辅相成,能温阳养血、宣通血脉、散寒祛痰。

5)加减:阳虚明显者,加用附子片;血虚明显者,加用阿胶、当归等;痰核明显者,加用浙贝母、半夏、橘核等;食欲缺乏者,加用茯苓、炒白术、石菖蒲、焦三仙等;伴有血瘀者,加用川芎、丹参、桃仁、红花等。

(2)气郁痰结证:由肝气郁滞或寒凝血脉,阻塞气机,气机不利,气滞血瘀。为疾病发展阶段。

1)症状:颈项、耳下或腋下、鼠蹊有多个肿核,不痛不痒,皮色不变,烦躁易怒,胸腹闷胀,或有胸胁疼痛,纳呆,大便干结,小便短赤;舌质暗红,舌苔微黄,脉弦或弦数。

2)治法:疏肝解郁,化痰散结。

3)方药:逍遥散《太平惠民合济局方》加减。药物组成为柴胡 12 g,当归 10 g,白芍 10 g,白术 10 g,茯苓 15 g,煨姜 6 g,薄荷 9 g,炙甘草 6 g。

4）方解：依据《内经》"木郁达之"原则，柴胡疏肝解郁，为君药。当归、白芍补血和营以养肝，为臣药。茯苓、白术、甘草健脾和中，以杜绝生痰之源，为佐药。煨姜和中，与当归、白芍合用，以调和气血；薄荷以增强柴胡疏肝解郁作用，为使药。全方诸药合用，具有疏肝理脾、和营养血效应。

5）加减：大便干结者，加用大黄、玄明粉等；面赤易怒者，加用牡丹皮、栀子，黄芩等；腹胀嗳气者，加用旋覆花（包煎）、半夏、陈皮、木香、砂仁、乌药等；痰湿严重者，加用浙贝母、半夏、玄参等；血瘀明显者，加用桃仁、红花、丹参、赤芍等。

（3）肝弱肺郁证：由肝阴不足、肝阳上亢或肝气化火、火热上行引起。为疾病严重阶段。

1）症状：颈项、耳下或腋下、鼠蹊有多个肿核，烦躁易怒，胸胁疼痛，胸闷气短，咳嗽气逆，心悸喘息，头晕乏力；舌红，无苔或少苔，脉弦数。

2）治法：清肝泻肺，解郁散结。

3）方药：黛蛤散（《验方》）合泻白散（《小儿药证直诀》）加减。药物组成为青黛10 g，海蛤壳10 g，桑白皮10 g，地骨皮10 g，生甘草6 g，粳米20 g。

4）方解：肝经郁热，日久化火，火邪上炎，犯及肺脏，肺液煎熬成痰，留恋肺脉。故宜清肝为主，泻肺并用。青黛清肝泻热。为君药。桑白皮泻肺，地骨皮养阴清虚热，为臣药。海蛤壳化痰，粳米养胃，为佐药。甘草调和药性，为使药。两方合用具有清肝泻肺、化痰软坚散结之功效。

5）加减：痰热明显者，加用浙贝母、黄芩、瓜蒌、陈皮等；痰核肿大者，加用昆布、玄参、夏枯草、生牡蛎等；胸闷明显者，可加用半夏、枳壳、香附等；气逆咳嗽剧烈者，加旋覆花、款冬花、杏仁等；热毒壅盛，痰热结滞，发热烦躁，口干欲饮，苔黄脉数者，可加金银花、连翘、天葵子、重楼、板蓝根等。

(4)血瘀癥积证:正气亏虚,邪气优胜,正不胜邪,实邪独具,内犯于五脏,外发于肌表、经脉。

1)症状:颈项、耳下或腋下、鼠蹊有多个肿核,腹内结块,形体消瘦,腹胀腹痛,午后潮热,大便干结,或有黑便;舌质暗或有瘀斑,苔黄,脉弦涩。

2)治法:活血化瘀,软坚散结。

3)方药:膈下逐瘀汤(《医林改错》)加减。药物组成为当归 12 g,桃仁 12 g,红花 10 g,川芎 10 g,赤芍 10 g,牡丹皮 10 g,延胡索 6 g,五灵脂 10 g,乌药 10 g,香附 9 g,枳壳 10 g,甘草 6 g。

4)方解:方中当归、桃仁、红花活血祛瘀,为君药。川芎、赤芍、牡丹皮协助君药活血化瘀,为臣药。延胡索、五灵脂、乌药、香附、枳壳调畅气机,为佐药。甘草调和药性,为使药。诸药合而用之,血行瘀去,热毒自解。

5)加减:腹痛明显者,加用白芍、乌药等;腹胀明显者,加用陈皮、木香、大腹皮、枳实等;腹大如鼓者,加用猪苓、汉防己等;午后低热者,加用青蒿、鳖甲、地骨皮等;出血明显者,可加仙鹤草、三七等。

(5)肝肾阴虚证:正气极虚,无力抗邪,邪实加剧,痰瘀交织,阻滞脏腑、瘀积经脉,病情严重。

1)症状:颈项肿核累累,坚硬如石,五心烦热,口干咽燥,腰膝酸软,头晕耳鸣,两胁疼痛,遗精或月经不调;舌质红苔少,脉细数。

2)治法:滋补肝肾,软坚散结。

3)方药:大补阴丸(《丹溪心法》)加减。药物组成:熟地黄 20 g,黄柏 10 g,知母 10 g,龟甲 12 g(可用龟甲胶替代),猪脊髓适量(可单独蒸煮,与本方同时食用;也可以食疗方式食用)。

4)方解:大补阴丸能滋补肾阴,清降虚火,补精填髓。熟地黄滋阴填精,为君药。龟甲育阴潜阳,猪脊髓补精填髓,协助君药加强补精填髓功效,在方中为臣药。知母、黄柏清泻肾火,以坚肾阴,为佐使药。依据“阴常不足，阳常有余，宜常养其阴，阴与阳济，则水能治火，斯无病矣”理论，大补阴丸培本用熟地黄、龟甲、猪脊髓，既可补精填髓，又可制约知母、黄柏之苦燥伤阴；清源用知母、黄柏，既可兼顾肾阴，又可克制相火。本方清补兼顾，有补有泻，寓泻于补，相辅相成，为滋补肝肾、填精益髓之良方。

5）加减：阴虚火旺，手足心热者，加用知母、黄柏、地骨皮、牡丹皮等；盗汗甚者，加牡蛎、浮小麦等；痰核明显者，在补虚基础上加浙贝母、半夏、玄参等；血瘀明显者，加用桃仁、红花、丹参、赤芍等；癥块明显者，加用鳖甲、牡蛎等。

2. 手术前后、放化疗期间的中医辨证治疗

（1）术前中医治疗：以手术作为治疗手段的恶性淋巴瘤适应证很局限，主要包括胃肠道、泌尿生殖系统、脾脏以及其他原发于淋巴结外的恶性淋巴瘤。术前治疗以扶正培本，理气解郁，化痰软坚为主。

药物组成：生黄芪、炙黄芪各 30 g，猪苓 30 g，茯苓 30 g，当归 15 g，赤芍、白芍各 15 g，柴胡 10 g，生甘草 10 g，夏枯草 30 g，白芥子 10 g，白僵蚕 10 g，胆南星 15 g，山慈菇 30 g，黄芩 10 g。

（2）术后中医治疗：以补益气血，调理脾胃为主。

药物组成：生黄芪 30 g，炙黄芪 30 g，炒白术 15 g，猪苓 30 g，茯苓 30 g，党参 10 g，当归 15 g，生地黄 10 g，熟地黄 10 g，枸杞子 15 g，香橼皮 10 g，砂仁 6 g，炙甘草 10 g，丹参 30 g，焦三仙各 10 g。

（3）放疗期间中医治疗：放疗期间出现燥热之邪耗气伤阴的证候时，中医治疗以清热解毒、益气养阴为主。

药物组成：水牛角 10 g，金银花 10 g，生地黄 15 g，牡丹皮 15 g，夏枯草 30 g，黄芩 10 g，沙参 15 g，天冬 15 g，麦冬 15 g，石斛 15 g，生黄芪 15 g，炙黄芪 15 g，猪苓 30 g，丹参 30 g。

（4）化疗期间中医治疗：血分有热者治以清热解毒、凉血活血，方选犀角地黄汤合消瘰丸。血象下降明显者宜补益肝肾、活血生

血，方选二至丸合当归四物汤。胃肠反应明显者宜养胃生津、降逆止呕，方选益胃汤合旋覆代赭汤。

（三）常用中成药

（1）当归芦荟丸。适用于恶性淋巴瘤之实证。每次 2 g，每天 3 次，3 个月为 1 个疗程。

（2）西黄丸。主要成分为牛黄、麝香、乳香、没药。服法：每次 1 丸，每天 2 次。温水送服。具有清热解毒、消瘀散结等功效，较适用于恶性淋巴瘤的热毒血瘀证

（3）小金丹（《外科证治全生集》）。主要成分为白胶香、草乌、五灵脂、地龙、马钱子（制）、乳香、没药、当归、麝香、墨炭。服法：每次 1 支（0.6 g），陈酒送下，每天 3 次。具有破瘀通络、祛痰化湿、消肿止痛等功效。适用于恶性淋巴瘤体质较好者。

（4）六神丸。主要成分为蟾酥、牛黄、麝香、珍珠、雄黄、冰片。每次 10 至 15 粒，每天 3 次。具有清热解毒、软坚散结功效，适用于各类恶性淋巴瘤。

（5）复方红豆杉胶囊。主要成分为紫杉醇、人参皂苷、甘草酸等。服法：每次 2 粒，每天 3 次，21 d 为 1 个疗程。具有扶正抗癌功效，适用于恶性淋巴瘤体质较好者，尤其适用于 T 细胞淋巴瘤及 EBV 阴性的 B 细胞淋巴瘤。

（6）平消胶囊。主要成分为制马钱子、郁金、枳壳、干漆、五灵脂、白矾、仙鹤草、火硝等。服法：每次 6 ~ 8 粒，每天 3 次，每疗程 1 ~ 3 个月。具有活血行气、化痰软坚、扶助正气等功效，适用于各类恶性淋巴瘤。

（7）大补阴丸。主要成分为黄柏（盐炒）、知母、熟地黄、鱼甲、猪脊髓。口服，成人每次 6 g，每天 2 ~ 3 次。有滋阴降火的功效，适用于恶性淋巴瘤证属肝肾阴虚、虚火上炎的患者，可见潮热盗汗、腰酸腿软、眩晕耳鸣等症状。

（8）艾迪注射液。主要成分为斑蝥、人参、北黄芪等。具有清

热解毒、消瘀散结功效,适用于各类恶性淋巴瘤。用法用量:成人每次 50 ~ 100 mL,加入生理盐水或 5% ~ 10% 葡萄糖注射液 400 ~ 500 mL,静脉滴注,每日 1 次;与放疗、化疗合用时,疗程与放疗、化疗同步;手术前后使用以 10 d 为 1 个疗程;单独使用以 30 d 为 1 个 疗程,或视病情而定。

(9)华蟾素注射液。每次 20 ~ 40 mL,加 5% 葡萄糖注射液或生理盐水 250 mL,静脉滴注,每天 1 次,30 d 为1 个疗程。具有解毒消肿、扶正抗癌作用,适用于各类恶性淋巴瘤。可单用或与放疗、化疗联用。

(10)羟喜树碱注射液。每次 4 ~ 8 mg,加生理盐水 20 mL,静脉注射,每天 1 次,60 ~ 120 mg 为 1 个疗程。具有抗癌散结的功效,适用于恶性淋巴瘤体质较好者。

(11)鸦胆子乳注射液。10% 鸦胆子乳注射液,每次 10 ~ 40 mL,加 5% 葡萄糖注射液 500 mL,静脉滴注,每天 1 次,30 d 为 1 个疗程。具有扶正抗癌作用,适用于各类恶性淋巴瘤。可单用或与放疗、化疗联用。

(12)丹参注射液为丹参提取剂,每次 10 mL,用葡萄糖溶液或生理盐水稀释后静脉滴注,每日 1 次,具有活血化瘀的功效,可应用于化疗期间以提高疗效。

(13)薏苡仁油 100 mL 或 200 mL,静脉滴注,每天 1 次,20 d 为 1 个疗程。适用于各期恶性淋巴瘤及与放疗、化疗等联合使用,具有扶正抗癌作用。

(14)大黄䗪虫丸。每次 1 丸(3 g),每天 3 次。适用于恶性淋巴瘤伴肝脾肿大者。

(15)鳖甲煎丸。每次 1 丸(3 g),每天 3 次。适用于恶性淋巴瘤伴肝脾肿大者。

(16)榄香烯乳注射液,适用于癌性胸膜腔及腹腔积液的腔内治疗。

（四）其他治疗

1. 外治

（1）巴矾泥外敷。巴豆（带根）7 个，红矾 9 g，大枣 7 枚，葱白（带皮）7 个，混合后用乳钵捣烂如泥状，分 3 份备用。用时取 1 份药泥敷于劳宫穴或涌泉穴的单侧（上述两穴之两侧交替使用），外加纱布包扎，每次 1 穴，每敷 5 d，间隔 5 d，共 25 d 将 3 份药泥敷完。

（2）神功散（《医宗金鉴》）。整文蛤（钻孔）1 枚，金头蜈蚣（研粗末）1 条。将蜈蚣末装入文蛤内，纸糊封口，外再用西纸糊 7 层，晒干，面麸拌炒，以纸黑焦为度，去纸研极细末，加麝香 1 份（0.3 g），再研匀，陈醋调稠，温敷坚硬核处，外用薄纸盖之，每日 1 换。适用于瘰疬未溃之证，具有解毒消肿、散结止痛功效。

（3）千槌紫金膏（《疮疡外用本草》）。蓖麻仁 450 g，血竭、儿茶、乳香、没药各 90 g，广丹 150 g，朱砂 21 克，松香 750 g，杵如泥。隔水炖一昼夜。摊于布或纸上约一分厚。临用烊化贴患处。具有拔毒消肿止痛功效。用于凛病、石疽等证初起红肿尚未酿脓者。

（4）蟾酥拈子（《医宗金鉴》）。蟾酥（黄豆大）1 块，白丁香 15 粒，寒水石（黄豆大）1 块，巴豆（去壳）10 粒。上各研末，共合一处再研匀，炼蜜搓成拈子。每用 1 根，用针将疬病当顶针一孔，插捻子入孔内，外用绿云膏盖贴。连用 3 d 后，单换膏药，数日后，顽根自脱，以脓净硬退为效。如硬未尽再用，以尽为度。与绿云膏合用具有解毒散结之效。适用于疮疡溃后之证。

附：绿云膏。黄连、大黄、黄芩、玄参、黄柏、木鳖子（去壳）各 3 g。上药共切片，用香油 30 g，炸焦，去渣；入净松香 150 g，再熬膏，倾入水中，扯拔令金黄色。入铫内再熬数滚，候温；将猪胆汁 3 枚、铜绿 9 g、预用醋 30 g，浸一宿，绢滤去渣；同入膏内，用柳枝搅之，候冷为度。用时以重汤炖化，薄纸摊贴甚效。

2. 针灸

(1)寒痰凝滞

穴位:三阴交、丰隆、足三里、阴陵泉。

配穴:颈部恶核可加外关、天井。

方法:毫针刺,泻法,或加灸,每日1次。

(2)气郁痰结

穴位:太冲、足三里、阳陵泉、曲泉。

配穴:如气郁化火,症见口干口苦、急躁易怒,可加悬钟、三阴交;胸闷呕恶加内关。

方法:毫针刺,泻法,不灸,每日1次。

(3)痰热蕴结

穴位:合谷、内关、曲池、尺泽。

配穴:如见高热不退,可加手少阳三焦经井穴关冲,点刺出血;腹胀便秘加上巨虚、丰隆。

方法:毫针刺,泻法,不灸,每日1次。

(4)肝肾阴虚

穴位:太溪、三阴交、中都、阴谷。

配穴:潮热、盗汗者,加鱼际、劳宫;如兼肝火旺盛,可加太冲、阴陵泉。

方法:毫针刺,平补平泻法,不灸,每日1次。

(5)气血两虚

穴位:足三里、三阴交、阴陵泉、血海。

配穴:如见神疲畏寒,可加灸命门、气海俞;如见恶心呕吐,可加内关。

方法:毫针刺,用用补法,配合灸治,每日1次。

3. 饮食调理

恶性淋巴瘤患者饮食宜新鲜清润、营养丰富、容易消化,忌食煎炸燥热、辛辣刺激、肥甘厚味及生冷腥气之品,戒烟禁酒。

由于恶性淋巴瘤与其他恶性肿瘤一样，属于消耗性疾病，尤其在接受放、化疗或手术后，常可表现出气血亏损、阴阳失调和脾胃功能减弱等病理反应。此时的饮食应以营养丰富而易于消化为原则，多食高蛋白、富含维生素及矿物质的食物，如鱼、瘦肉、蛋类、蔬菜、水果等，以补充机体的生理需要。

在治疗、康复期间，可根据患者的病情和口味偏好，选用相应的中药和合适的食物组成药膳，再经合理的加工烹调，使之不仅营养丰富，色、香、味俱佳，而且具有一定的治疗效用。正如《医学衷中参西录》所云："病人服之，不但疗病，并可充饥。不但充饥，更可适口。用之对症，病自渐愈。"例如，手术后或放、化疗后气血亏损，症见头晕心悸、乏力气短者，可选用北黄芪、龙眼肉、枸杞子各30 g，与猪脊骨（或猪瘦肉）、甲鱼（或乌龟）加水久炖，待肉熟烂后和盐调味，喝汤吃肉，可达到益气养血、健脾滋肾的目的，有助于身体康复。在化疗期间，患者因胃肠功能失调而出现腹胀纳呆、恶心呕吐、腹泻或便秘等症，可予怀山药30 g，生姜15 g，胡椒仁15 g（纱布包扎），腹泻者另加砂仁12 g，便秘者另加玉竹30 g，一并纳入猪肚内加水久炖，待猪肚熟烂后和盐调味，喝汤吃肉，具有和胃化浊、健脾开胃功效。不过，如若合并肾功能不全，则应限制蛋白质摄入量，仅予高质量蛋白质如牛奶、鸡蛋等，忌食植物蛋白如豆浆、豆腐、腐竹之类，以免加重肾脏负担。

四、临床手术及其他治疗

目前，恶性淋巴瘤强调治疗前病理诊断、分型和分期的重要性，强调基于病理分型的个体化综合治疗方案，包括手术、化疗、放疗、生物治疗、造血干细胞移植等治疗手段。近年来疗效取得了明显的进步。

（一）手术治疗

除为了明确恶性淋巴瘤的病理类型和分期，需要做浅表或深部淋巴造血组织的活检外,一般情况下不需做手术。但是,临床上某些情形下建议手术治疗。

原发于脾的淋巴瘤,或合并脾功能亢进者均有切脾指证;部分淋巴瘤,如脾边缘区 B 细胞淋巴瘤,切脾术后疗效较好。切脾后可改善血常规,为以后化疗创造有利条件。

原发于胃肠的恶性淋巴瘤应强调手术治疗,可明确病变部位、切除病变组织和制订后期治疗计划。淋巴瘤的切除率较癌肿高。胃淋巴瘤可行胃次全切除,全胃切除应慎用。肠淋巴瘤则可切除局部病灶肠管及相应系膜。对于切除不尽的瘤体,可于术中置银夹固定,以便术后放疗。若胃肠淋巴瘤存在巨大溃疡、累及范围较广泛,常常导致消化道大出血、急性穿孔或肠梗阻等急腹症,应行急诊手术进行治疗。

发生于肺、涎腺、甲状腺等处的黏膜相关淋巴组织淋巴瘤(MALT 淋巴瘤)属于惰性淋巴瘤,局部手术切除后,不做任何治疗,随访多年可以没有病情变化。

原发于肾脏、膀胱、睾丸、卵巢和子宫等泌尿生殖系统器官的恶性淋巴瘤均宜早期手术切除,术后再予放疗或化疗。

恶性淋巴瘤可累及骨骼和关节,若累及胸腰椎椎体,可导致身体畸形,影响运动系统的稳定性和活动,或压迫椎管引起神经症状(疼痛、截瘫),可以先选择手术治疗。

(二)化学药物治疗和放射治疗

以化疗为主,结合放疗的联合治疗方式是恶性淋巴瘤治疗的基本策略。霍奇金淋巴瘤和非霍奇金淋巴瘤的治疗原则和方案不同。

1. 霍奇金淋巴瘤

1902 年 Pusey 首先对霍奇金淋巴瘤(HL)使用放疗。后经研究得出 HL 的播散模式为从原发部位向临近淋巴结依次转移,少数患者淋巴结肿大的区间有跳跃。因而放疗区域不仅仅是受累野的放疗，还应包括可能侵及的淋巴结和组织，实施扩野照射。病变在膈上采用“斗篷式”，照射部位包括两侧从乳突端至锁骨上下、腋下、肺门、纵隔至膈的淋巴结。要保护肱骨头、喉部及肺部免受照射。膈下采用“倒 Y 字式”照射，包括从膈下淋巴结到腹主动脉旁、盆腔及腹股沟淋巴结，同时照射脾区(脾切除者除外)。剂量为 30～40 Gy，3～4 周为 1 个疗程。随机对照临床试验表明，扩野照射可治愈早期局限性 HL，如Ⅰa 和Ⅱa 期。

20 世纪 70 年代以前，临床常用的 HL 化疗方案为 MOPP 方案，至少 6 个疗程，或完全缓解(CR)后再额外给 2 个疗程。CR 率 80%，5 年生存率达 75%，长期无疾病进展生存率(disease-free survival，DFS)达 50%。首批 CR 后长期生存的 HL 患者其 DFS 已延续 35 年以上。HL 是第一种用化疗能治愈的恶性肿瘤。用 MOPP 3 个月内获 CR 的患者缓解期比较长。CR 后复发的患者再用 MOPP 方案，59% 可获得第二次缓解。第一次缓解期超过 1 年，复发后经 MOPP 方案治疗，93% 有两次 CR 希望。MOPP 主要不良反应是对生育功能的影响及引起继发性肿瘤。治疗延续 3 个月以上第二种肿瘤发生率为 3%～5%，不孕率为 50%。

20 世纪 70 年代提出的 ABVD 方案，是目前临床常用的一线联合化疗方案。有对比研究表明其缓解率和 5 年无疾病进展生存率优于 MOPP 方案，包括对于晚期患者和对 MOPP 耐药者仍保持较高的 CR 率。ABVD 方案对生育功能影响小，较少引起继发性肿瘤。由于维持治疗不延长生存期，而且增加化疗毒性并抑制免疫功能，故主张 ABVD 方案完全缓解后巩固 2 个疗程(总的不少于 6 个疗程，不超过 8 个疗程)。如果 ABVD 方案失败，可考虑大剂量化疗或自体造血干细胞移植。

对照研究认为，联合化疗对 HL 的疗效不逊于放疗。放疗会造成儿童发育延迟的永久性损害，而化疗不会影响儿童发育，化疗也避免了剖腹探查病理分期对患者的损害。故 HL 的Ⅰb，Ⅱb 和

Ⅲ期～Ⅳ期患者，即使纵隔有大肿块，或属淋巴细胞消减型者均应采用化疗。巨大肿块或化疗后残留的肿块可联合应用受累野照射或扩野照射。

2. 非霍奇金淋巴瘤

非霍奇金淋巴瘤（NHL）没有沿淋巴结区域依次转移，而是跳跃性播散，且有较多结外侵犯，这种多中心发生的倾向使 NHL 临床分期的价值和扩野照射的治疗作用不如 HL，决定其治疗策略应以联合化疗为主。

（1）惰性淋巴瘤：B 细胞惰性淋巴瘤包括小淋巴细胞淋巴瘤、边缘区淋巴瘤和滤泡细胞淋巴瘤等，T 细胞惰性淋巴瘤主要指蕈样肉芽肿、塞扎里（Sezary）综合征。惰性淋巴瘤发展较慢，对化放疗有效，但不易缓解。该组Ⅰ期和Ⅱ期放疗或化疗后存活可达 10 年，部分患者有自发性肿瘤消退。Ⅲ期和Ⅳ期患者化疗后，虽会多次复发，但中位生存期也可达 10 年。故对该病主张姑息性治疗原则，尽可能推迟化疗。如果患者病情有所发展，可单独给以苯丁酸氮芥 4～12 mg 每天 1 次口服，或环磷酰胺 100 mg 每天 1 次口服。联合化疗可用 COP 方案。临床试验表明无论单药或联合化疗，强烈化疗效果差，不能改善生存。惰性淋巴瘤治疗的新药还有氟达拉滨、克拉屈滨、喷司他丁等。

（2）侵袭性淋巴瘤：B 细胞侵袭性淋巴瘤包括套细胞淋巴瘤、大 B 细胞淋巴瘤等，T 细胞侵袭性淋巴瘤包括血管免疫母细胞性 T 细胞淋巴瘤、间变性大细胞淋巴瘤和周围 T 细胞淋巴瘤等。侵袭性淋巴瘤不论分期均应以化疗为主，对化疗残留肿块、局部巨大肿块或中枢神经系统累及者可行局部放疗扩野照射（25 Gy）作为化疗的补充。

CHOP 方案的疗效与其他治疗 NHL 的化疗方案类似而毒性较低。因此，该方案为侵袭性 NHL 的标准治疗方案。方案第 3 天开始 G-CSF 5 μg/kg，5～8 d，可减少白细胞下降。CHOP 方案每 3 周

1 个疗程,4 个疗程不能缓解者,应改变化疗方案。完全缓解后巩固 2 个疗程,就可结束治疗,但化疗不应少于 6 个疗程。长期维持治疗并无好处。本方案 5 年无疾病进展生存率达 41% ~80% 。

新一代化疗方案,如 m-BACOB,骨髓抑制药与非抑制药交替使用,所以缓解率较高,使长期无疾病进展生存率增加到 55% ~60% 。其中,中等剂量甲氨蝶呤还可防治中枢神经系统淋巴瘤。更强烈的方案 COP-BLAM 可使长期无疾病进展生存率增至 60% ~70% ,但因毒性过大,不适合于老年及体弱者。

淋巴母细胞淋巴瘤、Burkitt 淋巴瘤属于高度侵袭性淋巴瘤,进展迅猛,若不积极治疗,几周或几个月内即会死亡。对于该类淋巴瘤应采用强烈的化疗方案,如 Hyper-CVAD/HD-MTX-Ara-C 方案,该方案可以明显改善预后,部分患者可望治愈。

全身广泛播散的淋巴瘤或有白血病发展倾向者,或已转化成白血病的患者,可按照治疗淋巴细胞白血病的化疗方案,如 VDLP 方案(长春新碱、柔红霉素、门冬酰胺酶、泼尼松)治疗。ESHAP、ICE 方案对复发淋巴瘤的完全缓解率可达 30% 。

(三)生物治疗

1. 单克隆抗体

NHL 大部分为 B 细胞性,后者 90% 的肿瘤细胞表达 CD20 抗原。HL 的淋巴细胞为主型也高密度表达 CD20。凡 CD20 阳性的 B 细胞淋巴瘤均可用 CD20 单抗(利妥昔单抗)治疗。CD20 单抗通过抗体依赖细胞的细胞毒作用(antibody-dependent cellular cytotoxicity, ADCC)、补体依赖的细胞毒作用(complement-dependent cytotoxicity,CDC)、诱导凋亡等机制杀灭肿瘤细胞。利妥昔单抗是第一个被美国食品药品管理局(FDA)批准的抗肿瘤的人鼠嵌合 CD20 单抗。已有临床研究报告 CD20 单抗与 CHOP、Hyper-CVAD 方案等联合,即生物-化学药物治疗,治疗惰性或侵袭性淋巴瘤可明显提高 CR 率和延长无疾病生存期,对复发、难治病例也有效。现在 CD20 单抗既被用于初始治疗阶段,也被单独用于维持治疗阶段以减少复发、提高治愈率。此外,B 细胞淋巴瘤在造血干细胞移植前加用 CD20 单抗做体内净化可以提高移植治疗的疗效。CD20 单抗有发热、寒战、肌肉疼痛等不良反应。目前还开发出放射性核素如碘-131、钇-90 等与 CD20 单抗耦联的放射免疫治疗,对部分复发、难治病例有效。

2. 干扰素

干扰素对蕈样真菌病和滤泡型、小 B 细胞性淋巴瘤有部分缓解作用。

3. 抗生素

胃黏膜相关淋巴组织淋巴瘤(MALT 淋巴瘤)可使用规范的抗幽门螺杆菌(helicobacter pylori,Hp)的药物杀灭 Hp 治疗,不做放化疗,仅经抗菌治疗后,部分患者淋巴瘤消退或改善,甚至长期处于 CR。有研究显示,BCL10 核表达可能与肿瘤对抗 Hp 治疗不反应密切相关。

4. 蛋白酶体抑制剂

针对泛素-蛋白酶体通路开发出的蛋白酶体抑制剂,如硼替佐米,体内外研究均有抗骨髓瘤、淋巴瘤等多种血液肿瘤的作用。目前与 CHOP 等方案联合,对部分复发、难治病例有效。

(四)造血干细胞移植

如果患者年龄在 55 岁以下,重要器官功能正常,且属缓解期短、难治易复发的侵袭性淋巴瘤,4 个疗程的 CHOP 能使淋巴结缩小大于 3/4 者,可考虑全身淋巴结放疗(即"斗篷式"合并"倒 Y 字式"扩野照射)及大剂量联合化疗后进行自体骨髓/外周血造血干细胞或异基因干细胞移植(stem cell transplantation,SCT),以期最大限度地杀灭肿瘤细胞,取得较长缓解和无病存活期。

自体造血干细胞移植(autologous SCT)治疗侵袭性淋巴瘤取得了令人鼓舞的结果,其中 40% ~ 50% 以上获得肿瘤负荷缩小,

18% ~25%复发病例被治愈,较常规化疗增加长期生存率30%以上。自体移植前可以采用单克隆抗体、细胞毒药物和物理方法做肿瘤细胞的体内和体外净化处理。而较之于骨髓,自体外周血造血干细胞移植用于淋巴瘤治疗时,移植物受淋巴瘤细胞污染机会小,造血功能恢复快,并适用于骨髓受累或经过盆腔照射的患者。

血管免疫母细胞性淋巴瘤、套细胞淋巴瘤、淋巴母细胞性淋巴瘤和Burkitt淋巴瘤如果经化疗和放疗无缓解,则考虑行异基因造血干细胞移植(allogeneic SCT)。异基因移植可以避免自身肿瘤细胞"沾染",减少复发,诱导移植物抗淋巴瘤效应(graft - versus lymphoma effect,GVT),有利于清除微小残留病灶(minimal residual disease,MRD),减少移植后骨髓增生异常综合征(MDS)、继发性急性白血病的发生率。近年来发展的非清髓性异基因造血干细胞移植(nonmyeloablative allogeneic SCT)则减少了移植相关的死亡率,而自体移植前后采用免疫治疗清除MRD也在临床试验中。

(五)心理治疗

恶性淋巴瘤患者承受着来自病情本身的症状、选择治疗方案的艰难和高昂的治疗费用等多重心理压力。这类患者合并情绪障碍的比率非常高,与患者的病症严重程度、患者的社会经济状况、家庭成员对患者的支持等关系密切。所以,这类患者的心理干预涉及对患者本人和对家属两方面。

针对患者的干预:对于那些心理承受能力较好的患者,可以让患者充分地了解疾病的特点、严重程度、可选择的治疗方案和相应的费用,引导患者平稳度过心理应激反应的各个时期,最终以平静的心态接受和做出适宜的选择。"尊重"是医护人员最为恰当的态度。那些心理承受能力较差的患者,可以适当地减缓患者了解病情的进程,以支持鼓励为主,可以通过患者家属以较为含蓄的方式向患者本人交代病情。

针对家属的干预:尊重和理解仍然是最重要的支持。对于家属来说,做出治疗方案的选择,一定意义上是将患者的性命交由他们来决定,这是一件压力很大的事情。医护人员需要引导各家属内部进行协调、相互理解,指导他们对患者的护理和对疾病的自我监测,同时调整好自己的生活和情绪。

五、预后

在20世纪中后叶,HL和NHL的治疗已取得很大的进步,现在HL和NHL的某些亚型已有用化放疗治愈的可能。HL是化疗可治愈的肿瘤之一,其预后与组织类型及临床分期紧密相关。淋巴细胞为主型[包括WHO分类的结节性淋巴细胞为主型霍奇金淋巴瘤(NLPHL)和富于淋巴细胞的经典型霍奇金淋巴瘤(LRCHL)]预后最好,5年生存率可达94.3%,但NLPHL和LRCHL的预后差异有待进一步研究;而淋巴细胞消减型预后最差,5年生存率仅为27.4%。HL临床分期中Ⅰ期与Ⅱ期5年生存率在90%以上,Ⅳ期为31.96%;有全身症状较无全身症状者预后为差;儿童及老年患者预后一般比中青年患者为差;女性患者预后较男性患者为好。

1993年Shipp等提出了NHL的国际预后指标(international prognostic index,IPI),将预后分成低危、低中危、高中危及高危4组。年龄大于60岁、分期为Ⅲ期或Ⅳ期、淋巴结外病变2处以上、需要卧床或生活需要别人照顾(行为指数≥2)、血清乳酸脱氢酶浓度升高是5个预后不良的IPI,可根据患者具有的IPI值来判断NHL的预后。

第二节 多发性骨髓瘤

多发性骨髓瘤(multiple myeloma,MM)是发生于B淋巴细胞的恶性浆细胞病，为血液系统的恶性肿瘤。其临床表现除恶性贫血、肾损伤、蛋白尿、出血等症状外，还可有骨骼破坏、骨折、骨痛、高钙血症、高黏滞血症、高凝状态、心血管淀粉样变、继发感染或静脉血栓等其他临床表现，或者因侵犯神经系统、内分泌系统、消化系统、呼吸系统等不同脏器而表现为相应不同的临床症状。

一、病名病状

中医学无多发性骨髓瘤病名，根据临床症状，多归属于“腰痛”“骨痹”“虚劳”“骨蚀”“痿痹”等范畴，既有腰痛、脊背疼痛、全身骨痛、骨折等症，又有面色苍白、萎黄少华、倦怠乏力、头晕眼花、心悸气短的气血虚衰等症，甚至表现为腰膝酸软、小便清长、尿少浮肿等。目前中医药联合化疗治疗多发性骨髓瘤，对化疗药物起到减毒增效作用，与单纯化疗相比，在提高患者机体免疫力、减轻患者临床症状、提高生活质量、延长患者生存期等方面有较大优势。

二、病因病机

（一）病因

1. 外感邪毒，内搏于骨

本病病位在骨，病因由体虚感受外邪（如寒邪或风寒湿邪），邪正交争，邪毒内搏于骨而发为“骨痹”或“骨蚀”之病。如《灵枢·刺节真邪》载“虚邪之中人……其入深，内搏于骨，则为骨痹……虚邪之入于身也深寒与热相搏，久留而内著……内伤骨为骨蚀”。

2. 肾气虚弱，外邪所乘

继《内经》之后，华佗首先提出骨痹乃劳欲伤肾、肾气内消的观点，从内因致病立论。后世医家更以内外合邪立论，认为肾气虚衰，外感邪毒，内外合邪，入于骨髓，则发为本病。肾气亏虚，气血劳损乃其发病之本和内在原因，外邪所乘是发病的外在条件，外因通过内因而起作用，这与现代医学提出的多发性骨髓瘤患者骨髓瘤细胞失去免疫监视、免疫功能低下的观点有相通之处。

3. 气血凝涩,湿痰瘀滞

根据"久病多瘀""顽症怪病多因痰作祟"的中医诊治经验,认为本病为难治性慢性血液系统疾病,病理因素有湿、痰、瘀等,久着不去,留而为患,本病久则多因气滞血瘀,痰湿内阻而成。如《类证治裁》云:"诸痹,由营卫先虚,正气为邪所阻,不能宣行,因而留滞,气血凝涩,久而成痹。""久而不愈,必有湿痰败血瘀滞经络。"

4. 年老体虚,禀赋不足

发病多因患者年老体弱,素体亏虚,肾阴不足,肝肾亏虚,无以化生精髓,筋骨失养而发病。

5. 情志失调,肝气不畅

因思虑过度,损伤心脾,饮食不节,伤及脾胃,气血生化之源受损,日久脾虚湿盛,痰湿内阻,携六淫之邪留连于筋骨之间而发病。或因情志失调,肝气郁结,气机不畅,气滞则血瘀,瘀毒内结,深达骨髓。筋骨经脉失于濡养而发为本病。

(二)病机

1. 发病

多发性骨髓瘤为老年性肿瘤疾病,"肾虚"是其发病的根本。

2. 病位

肾为先天之本,藏精,主骨生髓,其根本病位在骨髓,与肾密切相关。

3. 病性

总属"本虚标实",从肝脾肾亏虚、气血髓不足、痰瘀毒内蕴等方面分析。

4. 病势

本病为恶性血液疾病,癌毒或外感,或内生,可单独或兼夹他邪,蕴伏骨髓,内舍于肾,流传诸脏腑经络筋肉,故而疾病进展较速,疗效较差,是为恶候。

5. 病机转化

病初以邪毒为主，正气尚强，久则正衰，邪毒独盛。肾气亏虚，气虚血瘀；邪毒内蕴，瘀血内阻；其他如肝郁气滞血瘀，或痰湿、水饮停而致瘀，均可使髓海瘀阻。而肾虚毒蕴血瘀贯穿疾病始终，成为该病的基本病理机制。

三、临床表现

（一）骨痛、骨骼变形和病理骨折

骨髓瘤细胞分泌破骨细胞活性因子而激活破骨细胞，使骨质溶解、破坏，骨骼疼痛是最常见的症状，多为腰骶、胸骨、肋骨疼痛。由于瘤细胞对骨质破坏，引起病理性骨折，可多处骨折同时存在。

（二）贫血和出血

贫血较常见，为首发症状，早期贫血轻，后期贫血严重。晚期可出现血小板减少，引起出血症状。皮肤黏膜出血较多见，严重者可见内脏及颅内出血。

（三）肝、脾、淋巴结和肾脏病变

出现肝、脾大，颈部淋巴结肿大，骨髓瘤肾等器官肿大或者异常肿物需要考虑髓外浆细胞瘤或者淀粉样变。

（四）神经系统症状

神经系统髓外浆细胞瘤可出现肢体瘫痪、嗜睡、昏迷、复视、失明、视力减退。

（五）并发感染

多发性骨髓瘤多见细菌感染亦可见真菌、病毒感染，最常见为细菌性肺炎、泌尿系感染、败血症，病毒性带状疱疹也容易发生，尤其是治疗后免疫低下的患者。

（六）肾损伤

50% ~70% 患者尿检有蛋白、红细胞、白细胞、管型，出现慢性肾衰竭、高磷酸血症、高钙血症、高尿酸血症,可形成尿酸结石。

(七)高黏滞综合征

高黏滞综合征可发生头晕、眼花、视力障碍,并可突发晕厥、意识障碍。

(八)淀粉样变

淀粉样变常发生于舌、皮肤、心脏、胃肠道等部位。

(九)包块或浆细胞瘤

有的患者可以出现包块,包块直径几厘米至几十厘米不等,可以是骨性包块或软组织包块,这些包块病理检查多为浆细胞瘤。一般认为合并软组织包块或浆细胞瘤的患者预后不良,生存期短。

(十)血栓或梗死

患者可出现血液透析造瘘管梗死、深静脉血栓或心肌梗死等表现,发生的原因与肿瘤患者易栓及高黏滞综合征等因素有关。

四、诊断与分期

(一)诊断

1. 诊断标准

(1)有症状骨髓瘤诊断标准(满足全部3条标准):①骨髓单克隆浆细胞比例≥10%和(或)组织活检证明有浆细胞瘤。②血清和/或尿出现单克隆M蛋白b。③骨髓瘤相关靶器官损伤(至少一项或多项)。a. 在少数情况下,骨髓单克隆浆细胞比例<10%,但能证实CRAB症状[高钙血症(A)、肾功能障碍(R)、贫血(A)、骨骼疾病(B)]由克隆浆细胞引起,也可诊断。b. 无血、尿M蛋白量的限制;如未检测出M蛋白(诊断非分泌型MM),则需骨髓瘤单克隆浆细胞≥30%或活检为浆细胞瘤并需要行免疫组化等证实κ或λ轻链限制性表达。c. 靶器官的损伤包括校正血清钙>2.65 mmol/L,肾损伤(肌酐>177 μmmol/L),贫血(血红蛋白低于正常下限20 g/L

或<100 g/L),溶骨性破坏,严重的骨质疏松或病理性骨折。其他类型的终末器官损伤也偶有发生,且需要治疗,若证实这些脏器的损伤与骨髓瘤相关可进一步支持诊断和分类。d. 校正血清钙(mg/dL)= 血清钙测定值(mg/dL)+[4-人血白蛋白(g/dL)]×0.8;或校正血清钙(mmol/L)= 血清钙测定值(mmol/L)+[4-人血白蛋白(g/dL)]×0.02。e. 若孤立的浆细胞瘤(活检证实)或者单纯弥漫的骨质疏松(无骨折)作为单独的诊断标准,则需要骨髓单克隆浆细胞比例≥30%。

(2)无症状骨髓瘤(冒烟型骨髓瘤)的诊断标准:血清单克隆M蛋白≥30 g/L和(或)骨髓单克隆浆细胞比例≥10%,无相关器官及组织的损伤(无终末器官损伤,包括溶骨改变)。

(3)意义未明单克隆免疫球蛋白增多症(MGUS)诊断标准同时满足以下3条:①血清单克隆M蛋白<30 g/L;②骨髓单克隆浆细胞比例<10%;③无相关器官及组织的损伤(无终末器官损伤,包括溶骨性改变)。

2. 实验室检查

(1)生化常规检查:血清异常球蛋白增多,而白蛋白正常或减少。尿凝溶蛋白(又称尿本周氏蛋白)半数阳性。在患者的蛋白电泳或M蛋白鉴定结果中会出现特征性的高尖的"M峰"或"M蛋白"。故常规生化检查中,若球蛋白总量增多或蛋白电泳中出现异常高尖的"M峰",应到血液科就诊,除外骨髓瘤的诊断。

(2)血常规检查:贫血多呈正细胞、正色素性,血小板正常或偏低。

(3)骨髓检查:浆细胞数目异常增多≥10%,为形态异常的原始或幼稚浆细胞。

(4)骨骼X射线检查:可见多发性溶骨性穿凿样骨质缺损区或骨质疏松、病理性骨折。对于MM患者的骨损伤,一般认为CT、MRI等发现病变的机会早于X射线检查;这些影像学手段检查对骨损伤病变的敏感性依次为:PET-CT>MRI>CT>X 射线。

(5)染色体、荧光原位杂交技术(FISH)等生物学检查:骨髓染色体 17p13 缺失,和(或)t(4,14)和(或)t(14,16)异常,往往提示高危。FISH,特别是用 CD138(在大多数骨髓瘤细胞表达阳性)磁珠纯化后的 FISH 即 iFISH 检查,更能提高检验的阳性率。这一检测已被用于 2015 年新修订的国际预后分期系统(R-ISS 分期系统)中。

(6)血清游离轻链检查:较普通的血或尿轻链检查敏感性高,已被国际骨髓瘤工作组(IMWG)专家定义为严格完全缓解(sCR)的疗效标准。若 MM 患者治疗后,血清游离轻链由阳性转为阴性,其疗效为严格完全缓解。

(二)分期

Ⅰ期:血清 β_2微球蛋白<3.5 mg/L,白蛋白≥35 g/L,乳酸脱氢酶正常;iFISH 检查正常(需符合 3 条)。

Ⅱ期:介于 R-ISS 的Ⅰ和Ⅲ期之间。

Ⅲ期:血清 β_2微球蛋白≥5.5 mg/L,或合并乳酸脱氢酶增高;或合并 iFISH 检查异常显示为高危,即染色体 17pl3 缺失,和(或)t(4,14)和/或 t(14,16)(需符合 2 条)。

亚组标准:FISH:荧光原位杂交技术;iFISH:指用 CD138(一种骨髓瘤细胞阳性表达的标志)磁珠筛选后的中期 FISH,筛选后的 FISH 较普通 FISH 检测的阳性率高。

五、鉴别诊断

(一)反应性浆细胞增多症

骨髓中浆细胞增多(≥3%,<10%),均为正常成熟浆细胞;免疫球蛋白呈正常多克隆性增多,且水平升高有限(如 IgG<30 g/L);临床上常有原发性疾病的表现,无 MM 相关临床表现。

（二）单克隆免疫球蛋白病

单克隆免疫球蛋白病（MGUS）具有以下特点：骨髓浆细胞<10%，形态正常，且浆细胞标记指数（PCL）<0.8%；M-成分 IgG<30 g/L；IgA<20 g/L，正常免疫球蛋白不减少；没有骨质病变和 MM 相关症状（贫血、肾功能不全、高钙血症、高黏滞综合征、感染）。

（三）原发性巨球蛋白血症

原发性巨球蛋白血症又名 Waldenström 巨球蛋白血症，属浆细胞病范畴。特点是血清中出现大量单克隆免疫球蛋白 IgM，骨髓中有淋巴浆细胞样细胞增生、浸润。Waldenstöm 巨球蛋白血症骨髓中是淋巴细胞样浆细胞增生，一般无溶骨性病变，高钙血症、肾功能不全少见；需与 IgM 型 MM 鉴别。

六、中医治疗

（一）辨证论治

实证有痰毒瘀阻证、气滞血瘀证，虚证包括脾肾阳虚证、肝肾阴虚证、气血亏虚证，虚实夹杂证为肾虚血瘀证且最为常见。因此，虚实夹杂为多发性骨髓瘤的基本证型，单纯的虚证或实证较少见。

1. 肾虚血瘀证

主证：腰膝酸痛，喜揉喜按，乏力，遇劳加重，五心烦热，颧红，盗汗，畏寒肢冷，面色㿠白，五更泄泻，小便不利，心悸，疼痛固定，口干不欲饮，肌肤发斑。偏阳虚者，舌质淡白有瘀斑或苔滑；偏阴虚者，舌淡红苔少，脉沉细或细数。

病机分析：肾气亏虚，气虚血瘀；邪毒内蕴，瘀血内阻；其他如肝郁气滞血瘀，或痰湿、水饮停而致瘀，均可使髓海瘀阻。瘀血阻络。不通则痛故骨痛；肾气亏虚，故五心烦热，颧红，盗汗，畏寒肢冷，面色㿠白，五更泄泻，小便不利，心悸；瘀阻血脉，故疼痛固定，口干不欲饮，面色晦暗，肌肤发斑。

治法：壮腰健肾，活血化瘀。

方药：地黄饮子合活血效灵丹加减。熟地黄、山茱萸、肉苁蓉、当归、石斛、五味子、石菖蒲、玄参、知母、丹参、淫羊藿、远志、附子、巴戟天、制乳香、制没药等。

加减：偏于肾阴不足者可用龟甲胶、枸杞子、山药等。偏于肾阳不足者可用肉桂、鹿角胶、菟丝子等。

2. 气血亏虚证

主证：腰背酸痛，胁痛隐隐，面色苍白，头晕盗汗，纳差乏力，心悸气短，舌质淡苔薄白，脉滑大或沉细。

病机分析：本证多因病久气血不足，气血不达四末，筋脉失养，则见腰背酸痛，胁痛隐隐；气血亏虚，卫外之阳气失固，故盗汗乏力；面色苍白，头晕纳差，心悸气短为气血亏虚之象。

治法：调补气血，养肝补肾。

方药：补中益气汤和归脾汤加减。黄芪、白术、党参、茯苓、甘草、当归、远志、阿胶、熟地黄等。

加减：血虚心神失养，心悸、失眠、健忘，加炒酸枣仁、柏子仁；气虚血滞，疼痛麻木，加鸡血藤、丹参、桃仁、红花。

3. 肝肾阴虚证

主证：腰腿酸软，隐隐作痛，目花目干、头痛耳鸣、潮热盗汗、颧红、口燥咽干，舌质红或红绛，苔少而干，脉细弦或细数无力。

病机分析：先天禀赋不足，肾精亏虚，或病久肝肾阴亏，阴虚阳亢，上扰清空，皆可致筋脉失于濡养。肾阴不足则耳鸣健忘；阴虚则热，虚热上扰，则潮热盗汗颧红；津不上润，则口燥咽干；肝肾阴虚，目失涵养，则目花目干；舌质红绛，脉细数无力皆为阴虚内热之象。

治法：滋肾养肝，清热解毒。

方药：一贯煎和六味地黄丸加减。沙参、麦冬、熟地黄、生地黄、黄精、枸杞子、女贞子等。

加减:如见虚热可用黄柏、知母、山栀子等清泻肝肾之虚火。

4. 脾肾阳虚证

主证:腰膝酸痛,面色无华,畏寒肢冷,小便清长,大便溏薄,面浮肢肿,脘闷纳差,舌淡胖苔薄白,脉沉细。

病机分析:脾肾久病耗伤阳气,或久泻久痢,或水邪久踞,导致脾肾阳气俱伤。脾肾阳虚,筋脉失于温煦,则见腰膝酸痛,畏寒肢冷;不能腐熟水谷而大便溏薄,脘闷纳差;气化不利,水无所制,故小便清长,面浮肢肿;舌淡胖苔薄白,脉沉细皆为脾肾阳虚之象。

治法:温肾健脾,温络止痛。

方约:桂附地黄丸和黄芪桂枝五物汤加减。熟附子、肉桂、鹿角片、巴戟天、淫羊藿、杜仲、黄芪、桂枝等。

加减:阳虚水泛以致浮肿尿少者,加茯苓、泽泻、车前子,或合五苓散利水消肿;肾不纳气而见喘促短气,动则更甚者,加补骨脂、五味子、蛤蚧补肾纳气。

5. 气滞血瘀证

主证:胸胁胀痛,走窜疼痛,腰痛,病情常随情绪而起伏,急躁易怒,胁下痞块,刺痛拒按,舌质紫暗或见瘀斑,脉涩或弦。

病机分析:气机瘀滞,血行瘀阻,不通则痛,故胸胁胀痛,走窜疼痛,腰痛;肝气郁滞,疏泄失职,则急躁易怒;肝郁气滞,瘀血内停,故胁下痞块,刺痛拒按;舌质紫暗或见瘀斑,脉涩或弦,均为瘀血内停之症。

治法:理气活血,软坚散结。

方药:桃红四物汤加减。桃仁、红花、赤芍、当归尾、牡丹皮、丹参、柴胡、枳壳、佛手、香橼皮、三棱、莪术、浙贝母、水蛭、土鳖虫等。

加减:兼有风湿者,肢体困重,阴雨天加重,加独活、秦艽、金毛狗脊;疼痛引胁,胸胁胀痛不适,加柴胡、郁金。

6. 痰毒内结证

主证:胁肋或腰骶部疼痛,拒按,位置较固定,胸闷,痰多,面色淡黄而暗,身重不爽,精神萎靡,舌体胖大,舌苔白腻或甜,脉弦滑。

病机分析:痰浊中阻,经络阻塞,经脉失养,胁肋或腰骶部疼痛,拒按,位置较固定;痰湿内蕴,留滞脏腑,则见胸闷痰多,身重不爽,精神萎靡。

治法:化痰散结,祛毒通络。

方药:涤痰汤或温胆汤加减。法半夏、竹茹、瓜蒌、胆南星、象贝母、海藻、鳖甲、全蝎、僵蚕、半枝莲、蛇六谷、白花蛇舌草、山慈菇等。

加减:痰湿内聚,症见胸闷恶心,咯吐痰涎,苔厚腻,脉滑者,加煨皂角、白芥子以燥湿豁痰;心烦易怒者,加天竺黄、牡丹皮、郁金。

(二)常用中成药及验方

1. 常用中成药

(1)艾迪注射液:清热解毒,消瘀散结。适用于瘀毒内阻证。成人每次 50~100 mL,加入 0.9% 氯化钠注射液或 5%~10% 葡萄糖注射液 400~450 mL 中静脉滴注,每日 1 次。

(2)复方苦参注射液:清热利湿,凉血解毒,散结止痛。适用于癌肿疼痛、出血。肌内注射,1 次 2~4 mL,每日 2 次;或静脉滴注,1 次 12 mL,用氯化钠注射液 200 mL 稀释后应用,每日 1 次。

(3)康艾注射液:益气扶正。适用于正气虚弱证。缓慢静脉注射或滴注,每日 1~2 次,每日 40~60 mL,用 5% 葡萄糖或 0.9% 氯化钠注射液 250~500 mL 稀释后使用。

2. 验方

(1)龟甲 15 g,熟地黄 15 g,补骨脂 15 g,当归 10 g,川芎 10 g,覆盆子 10 g,菟丝子 10 g,鹿角胶(烊化)10 g,续断 12 g,何首乌 12 g,黄芪 20 g,没药 3 g,三七 8 g。

用法:水煎服。

适应证:多发性骨髓瘤肾虚血瘀证。

(2)黄芪20 g,当归10 g,生地黄20 g,女贞子15 g,黄精10 g,菟丝子15 g,鸡血藤20 g,白花蛇舌草30 g,半枝莲15 g,龙葵10 g,山慈菇10 g,白英15 g,莪术20 g,丹参20 g,红花10 g,生甘草6 g。

用法:水煎服。

适应证:多发性骨髓瘤气虚毒瘀证。

七、临床药物及其他治疗

在临床上,MM仍然被认为是一种不可治愈的疾病。对大多数患者而言,切合实际的治疗目的是,在疼痛及其他症状长期缓解的前提下,尽可能地延长生存时间并改善生活质量。基于此点,应选择安全、患者易于耐受,并能使肿瘤达到长期缓解或稳定的治疗方案。对于初发患者需进行评估,明确是否需要治疗,是否具备移植指征及是否伴有高危因素。对无症状、无骨损害、无进展证据的冒烟型MM或ⅠA期患者可暂不治疗,每6个月随访检查一次,至病情进展、出现症状时需立即进行治疗。

(一)化学治疗

目前仍是MM治疗的主要方法,联合化学治疗显然比单用一种药物效果好。MP方案不良反应少,耐受性好,中位生存期明显延长,适用于老年患者(>70岁)及一般情况较差者。如果MP无效或缓解后又复发者,应作为难治性病例,可使用VAD或M2方案。

(1)MP方案。

(2)VAD方案:长春新碱,0.4 mg/d,静脉滴注共4 d;多柔比星,0.4 mg/d,静脉滴注共4 d;地塞米松,40 mg/d,口服共4 d,每28 d重复一次。

(3)M2方案。

目前的趋势是对70岁以上的MM患者,首选MP方案,如耐药可改换其他联合化学治疗方案。对于50岁以下的患者,以VAD做诱导治疗,因其诱导速度快,且VAD对造血干细胞无明显毒性,继之进行大剂量化、放射治疗及造血干细胞移植。

(二)放射治疗

放射治疗是各期骨髓瘤的重要治疗方法,可有效减轻病变部位骨痛。多而广泛的骨损害可采用半身放射治疗,不良反应为骨髓抑制。

(三)治疗进展

(1)干扰素治疗:α-干扰素具有抗肿瘤及调节免疫功能的作用。

(2)抗血管生成:近年来发现血管新生在MM的发病机制中起着非常重要的作用,而沙立度胺(反应停)有明显的抗血管新生、调节免疫、直接抑制骨髓瘤细胞的增殖及抑制瘤细胞分泌细胞因子的作用,在治疗MM方面有一定疗效,可与地塞米松联合或与化学治疗药物联合应用。

(3)蛋白酶体抑制剂:硼替佐米通过抑制泛素-蛋白酶体及NF-κB等机制,抑制多种重要调节蛋白的降解,诱导肿瘤细胞凋亡,同时影响肿瘤细胞生长微环境,抑制肿瘤细胞在微环境中的生长和生存。

(4)免疫治疗。

(四)造血干细胞移植

目前,自体干细胞移植是使MM达到完全缓解的重要手段,可明显提高完全缓解率。应作为65岁以下无明显器官功能衰竭患者的首选治疗方法。

(五)并发症处理及支持治疗

1.骨痛及骨骼损害

双膦酸盐类药物可抑制羟磷灰石溶解,并能抑制破骨细胞的活性。近期的研究表明，某些双膦酸盐能诱导骨髓瘤细胞凋亡，对骨髓瘤细胞有直接抗肿瘤的作用并能有效降低血钙，减少骨骼疼痛。常用帕米膦酸钠，每月 60～90 mg 静脉滴注。另外，放射性核素也对骨病变部位具有较好的止痛作用。

2. 贫血

MM 患者发生贫血的因素较多，严重者可输红细胞，并可加用雄激素刺激造血干细胞改善贫血，也可采用促红细胞生成素治疗，用药中需要监测血压。

3. 感染

一旦有感染，应积极寻找致病原，并给予抗感染治疗。反复或严重感染者静脉滴注丙种球蛋白可提高免疫功能。

4. 高钙血症

大量饮水能降低血钙，每天尿量应保持在 2 000 mL 以上，如体液已补足，采用利尿剂有助于钙的排泄，泼尼松能抑制破骨细胞被激活的作用，故对高钙血症具有一定疗效。双膦酸盐类药物也能有效降血钙。

5. 防治肾功能损害

去除引起肾功能不全的诱因，避免使用一切肾毒性药物，水化碱化尿液，可口服别嘌醇，降低血尿酸。尽早化学治疗以减少 M 蛋白特别是游离轻链的产生，化学治疗采用 VAD 方案，因其显效快，并对肾功能影响很小，紧急情况下可单用地塞米松作为初始治疗。

6. 高黏滞综合征的治疗

血浆置换法可迅速去除异常大量免疫球蛋白，降低血液黏滞度，缓解症状。

八、疗效标准

目前，国内外均采用国际骨髓瘤工作组 2006 年制订的统一疗效标准。

(1)Scr(严格完全缓解):符合如下定义的 CR 并加上正常血清游离轻链比和经免疫组织化学或免疫荧光证实骨髓内没有克隆性浆细胞。

(2)CR(完全缓解):血、尿免疫固定电泳阴性;没有任何软组织浆细胞瘤的表现和骨髓内浆细胞≤5%。

(3)VGPR(非常好的部分缓解):血、尿蛋白电泳阴性,但免疫固定电泳阳性或血清 M 蛋白量下降≥90% 以及尿 M 蛋白水平<0.1 g/24 h。

(4)PR(部分缓解):血清 M 蛋白量下降≥50% 以及 24 h 尿 M 蛋白下降≥90% 或<0.2 g/24 h;如果血尿 M 蛋白不可测定时(血 M 蛋白<10 g/L;尿 M 蛋白<0.2 g/24 h),要求血清单克隆游离轻链与非单克隆游离轻链之间的差值缩小≥50%;如果血尿 M 蛋白和血清游离轻链(单克隆游离轻链<10 mg/L)都不可测定时,而骨髓浆细胞比例≥30%,则要求骨髓内浆细胞数目减少≥50%。除了上述标准外,如果存在软组织浆细胞瘤,则要求浆细胞瘤大小缩小≥50%。

(5)SD(疾病稳定):不符合 CR、VGPR、PR 和 PD 标准者。

(6)PD(疾病进展):符合下面任何一项或几项。①血清 M 蛋白增加≥25% 或绝对值增加≥0.5 g/dL;②尿 M 蛋白增加≥25% 或绝对值增加≥200 mg/24 h;③若血尿 M 蛋白水平不可检测时:单克隆和非单克隆游离轻链水平之间的差异增加≥25%,绝对值增加应≥10 mg/dL;④骨髓浆细胞百分比绝对值增加≥10%;⑤明确出现新的骨病或者软组织浆细胞瘤或现有骨病和软组织浆细胞瘤的大小明确增加;⑥出现仅由浆细胞瘤增殖性疾病造成的高钙血症(校正后的血清钙>11.5 mg/dL 或 2.65 mmol/L)。

CR 后复发(仅仅用于当研究终点是 DFS 时):出现以下任何一条。①免疫固定电泳和蛋白电泳重新出现血清和尿 M 蛋白;②骨髓浆细胞数目≥5%;③出现任何其他进展的迹象(即新的浆细胞瘤、溶骨性病变和高钙血症）。

九、转归预后

多发性骨髓瘤为老年性肿瘤疾病，其中位发病年龄为 50 ~ 60 岁，老年人具有“肾虚”的生理体质基础。其次，从发病机制而言，肾气亏虚，精血不生，骨髓失养是本病发病的内在原因，外感邪毒、饮食情志劳欲不节只是发病的外在条件，肾虚则更易于感受外邪，侵伤骨髓。再者，从临床表现分析，肾虚精血失荣，骨髓失养则见骨痛或骨折；肾虚精亏，新血不生致血虚之候；肾气亏虚，水湿不化则见水肿、积痰、停饮等证。本病为恶性血液疾病，癌毒或外感，或内生，可单独或兼夹他邪，蕴伏骨髓，内舍于肾，流传诸脏腑经络筋肉，故而疾病进展迅速，疗效较差，是为恶候。病初以邪毒为主，正气尚强，久则正衰，邪毒独盛。肾气亏虚，气虚血瘀；邪毒内蕴，瘀血内阻；其他如肝郁气滞血瘀，或痰湿、水饮停而致瘀，均可使髓海瘀阻。瘀血阻络，不通则痛故骨痛；瘀阻血脉，则血液瘀滞，故见高黏滞血症；肾虚不足，毒蕴血瘀，伤及肾脏，则出现骨髓瘤肾损伤。

十、预防与调摄

本病的发生与环境、饮食等因素有关，故预防本病发生，增强患者的体质，积极治疗慢性疾病，避免射线及化学毒物的接触，对于疾病的防治具有重要的意义。首先应避免与致癌因素接触，若有接触史或病状可疑者，应定期体检，争取早期发现，及时治疗。患者宜参加适当的经常性活动，以减少脱钙。注意个人卫生，防止感染，尤其要注意口腔黏膜和皮肤的清洁，防止感冒。

中医方法宜注意调理情志，防止七情太过，从而保持气血和畅，阴阳平衡，预防疾病的发生。患病之后，保持乐观情绪，性情勿大怒、勿大悲伤，树立战胜疾病的信心，是战胜疾病的重要一环。

注意身体锻炼，顺四时而调形体，可采取气功、太极拳等方法，以增强体质，预防疾病发生，或配合本病治疗。注意起居有常。劳逸有度，适寒温，避虚邪，尤宜节房事，以防肾精暗耗。宜禁烟酒，注意饮食调养，忌暴饮暴食，饮食偏嗜。避免辛辣肥甘厚味之品。既病之后，可对症选用补血、壮骨食品。

参考文献

[1]陈娜飞,严怀秀,阿依姆妮萨·阿卜杜热合曼,等.血液病综合诊断与治疗[M].北京:科学技术文献出版社,2019.

[2]陈信义,杨文华.中医血液病学[M].北京:中国中医药出版社,2019.

[3]程志,姚志红,石琳,等.现代中西医血液病学[M].郑州:郑州大学出版社,2019.

[4]杜秀华.实用内科疾病诊疗[M].北京:科学技术文献出版社,2019.

[5]郭桂珍.实用临床中西医结合内科学[M].西安:西安交通大学出版社,2018.

[6]李仝,宋凤丽,康宁.中医血液病学[M].北京:科学出版社,2018.

[7]刘南.中西医结合内科急症学[M].3版.广州:广东高等教育出版社,2019.

[8]刘炜总.现代肿瘤综合治疗学[M].西安:西安交通大学出版社,2017.

[9]刘文翠.实用内科诊疗[M].北京:科学技术文献出版社,2019.

[10]马艳华,杨亮亮,侯睿,等.中西医结合疾病诊治要点[M].北京:科学技术文献出版社,2019.

[11]倪青,王祥生.实用现代中医内科学[M].北京:中国科学技术

出版社,2019.

[12]乔珍梅.精编中医内科治疗学[M].上海:上海交通大学出版社,2019.

[13]王刚.中西医结合肿瘤治疗学[M].上海:上海交通大学出版社,2019.

[14]王振城.实用血液内科学[M].上海:上海交通大学出版社,2018.

[15]杨辉,王宏刚,钱玉莲.中医内科诊疗学[M].南昌:江西科学技术出版社,2019.

[16]于思明.中西医结合内科学[M].西安:西安交通大学出版社,2020.

[17]余健民,乐泉.血液和肿瘤专业实用药物学[M].南昌:江西科学技术出版社,2019.

[18]袁娟,管玉香.中医内科护理学[M].北京:中国协和医科大学出版社,2019.

[19]张元玲,董岩峰,赵珉.临床内科诊疗学[M].南昌:江西科学技术出版社,2018.

[20]郑世章,高琛,朱学冬,等.中医内科疾病诊治思维[M].北京:科学技术文献出版社,2019.